SHODENSHA SHINSHO

は怖い「糖質制限」

卓

祥伝社新書

はじめに

あなたはなぜ、糖質を制限しているのでしょうか。

やせるため、あるいは糖尿病で血糖値をコントロールするために……。

たしかに、世界的に見ると過去10年にわたり、肥満者数はウナギのぼりに増加しています。WHO（世界保健機関）の最新の統計（二〇〇八年）によると、世界の人口が約70億人とされるなか、過体重の人は約14億人、そのうち肥満の人は約5億人もいるそうです。また、肥満は死因の第5番目のリスクとされています。

日本人の肥満度はそれほど深刻ではありませんが、太っている人は、やはり、年々増加しています。

肥満になると、私の専門の2型糖尿病をはじめ、高血圧、脂質《ししつ》異常症、脳卒中や心《しん》筋梗塞《きんこうそく》に代表される心血管病《しんけつかんびょう》、変形性関節症、大腸がん、乳がん、子宮内膜がんにかかるリスクは増加してきます。

このような肥満にともなう合併症の問題や、肥満者があまりにも増えてしまったことなどを背景に、現在さまざまなダイエットに取り組む人が増加しています。

そして、いま流行しているのは主要栄養素（炭水化物、タンパク質、脂質）の摂取比率を変えて、体重を減らすダイエット方法です。

具体的には、アトキンスダイエットに代表される糖質制限食や高タンパク質食、低タンパク質食、高脂肪食、低脂肪食。さらに、これらの方法をいくつか組み合わせたものまで登場しています。

しかし、一般的にも、国際的にも一番関心を集めているのは糖質制限ダイエットでしょう。

これは、栄養士が献立をつくるカロリー制限法ではなく、一般の人々が書籍や雑誌を読んで実践されることの多いダイエット法で、本書を手にされた人のなかにも、「いま糖質制限をやっている」という方が多いのではないでしょうか。

日本の書籍や雑誌の多くは、「炭水化物を減らせばやせる！」「肉やアルコールもOK！」と糖質制限ダイエットをもてはやしていますが、本当にこのダイエットは安全なのか、いま大きな問題として世界中の研究者たちの関心を集めています。

糖質を制限すれば、短期的にやせることはまちがいありません。これは、私も認めます。しかし、ダイエットは単に体重が減ればいいのでしょうか？

私は、ダイエットは肥満症、2型糖尿病、高血圧症、脂質異常症などの予防や治療に役立つだけではなく、心血管病やがんの予防にも寄与すべきと思っています。

ところが、糖質制限ダイエットの現実は、まったく異なります。

厳しく糖質を制限するアトキンスダイエットを一生懸命行なっていた女性が死にかけて救急外来《がいらい》に運ばれた、という事例が、イギリスの医学誌「ランセット」に報告されています。

また、二〇一二年には、スウェーデンから「糖質制限により心血管病が増えた」という報告があり、さらに二〇一三年一月には、日本の国立国際医療研究センターが「5年以上の糖質制限で死亡率が上昇する」とアメリカの科学誌「プロスワン」に発表しています。

つまり、「糖質制限が本当に人の健康に役立つか、安全か」というテーマに対する研究は、現在始められたばかりであり、そのエビデンス（科学的根拠）は、まだはっきりと解明されていないのが現状です。ですから、一般の人が自己判断で、安易に糖質制限を行なうことはおすすめできません。

私は、これまでに、主に糖尿病の患者さん向けの書籍を著《あらわ》してきましたが、本書は、糖尿病の患者さんはもちろん、健康な人の安易な糖質制限やまちがった健康常識に警告を発することを目的として書きました。

医学論文なども数多く登場しますが、なるべく平易に、読みやすくしたつもりです。順に読み進めていただければ幸《さいわ》いです。

二〇一三年五月

岡本《おかもと》　卓《たかし》

目次

第2章　肥満のメカニズム

第3章　糖質制限が病気をつくる

第4章 医師がすすめる正しいダイエット

第5章　ダイエット効果を高める行動療法

編集協力　佐々木重之
図版作成　篠　宏行

第1章

糖質制限はやめなさい！

糖質制限の危険性が証明され始めた

現在、「糖質制限ダイエット」関連の書籍や雑誌が書店にあふれています。いわく、「糖質を制限すれば10kg減量も夢じゃない！」「血糖値が驚くほど低下する」など、肥満の人、肥満気味の人、糖尿病や糖尿病予備軍の人、ダイエット志向の強い人たちにとって、まさに心躍《おど》るコピーです。

このような影響でしょうか、私の患者さんのなかにも、「先生、糖質制限が血糖値を下げるそうじゃないですか。私もやりたいと思うのですが……」と、相談を受けることが多くなりました。

それは、もっともだと思います。日々、血糖のコントロールに気を使い、HbA1c（＝ヘモグロビン・エーワンシー。血糖値の1〜2カ月の平均値を表わす指標）の数値変動を気にかけている糖尿病の患者さんにとって、糖質さえ制限すれば血糖値が下がるといわれれば、誰でも試《ため》してみたくなるのは当然でしょう。

でも、私は『インスリン注射も食事制限もいらない糖尿病最新療法』や『薬が減らせて、血糖値にもしばられない糖尿病最新療法2』を著し、糖尿病治療において「無理にやせなくてもよい」「血糖値の厳格なコントロールは、逆に死亡率を上昇させる」「糖尿病治療は血糖値を下げることが目的ではない」「糖尿病で本当に怖いのは、三大合併症（糖尿病性網膜症《もうまくしょう》、糖尿病性腎症、糖尿病性神経障害）よりも、心筋梗塞と脳卒中である」という持論を展開してきました。

この考えや診療方針はいまも変わっていません。というより、私の糖尿病治療方針は、けっしてまちがっていないという確信を得ています。

したがって、「糖質制限をしたい」という患者さんには、「短期ならかまいませんが、あまりおすすめできません」と、やんわりということにしています。

というのも、「はじめに」で記《しる》したように、一九七〇年代に登場し、きわめて厳格な糖質制限を行なうアトキンスダイエットで死にかけたケースが報告されていること（第2章で詳述）や、糖質制限の弊害について警告を発する論文が最近すこしずつ増えているからです。

二〇一一年、メキシコからの衝撃的な報告

これは、私のクリニックでの話です。

2型糖尿病の40歳代の女性患者さんによれば、「昨年夏に2カ月半、糖質制限食を試したところ、低血糖になることなく、HbA1cが順調に下がった。しかし、長く持続できず、リバウンドして、いまは高血糖状態に陥《おちい》っている。継続できなかった理由は、家族の食事を別につくらなければならなかったこと、糖質制限食をつくるには非常に手間がかかるため」だそうです。

これは大変重要な指摘です。短期的な糖質制限であれば可能であっても、長期的には難しい。しかも、リバウンドで血糖値の悪化もありうるならば、糖質制限に利点はないということでしょう。

マヌエルジェア・ゴンザレス博士総合病院（メキシコ）のフリゴレット博士らが二〇一一年に報告した「糖質制限・愛するのか憎むのか」というレビュー（総説論文）では、「糖質制限食はいまや、一般の人々にとても人気がある。ダイエットはもちろん、糖尿病、非アルコール性脂肪性肝炎《しぼうせいかんえん》、多嚢胞性卵巣症候群《たのうほうせいらんそう》、ナルコレプシー、て

んかんの治療にも用いられるようになった。また、糖質制限を行なうとダイエットや血糖コントロールに有効という文献も出ている」としたうえで、

「しかし、これらが示す糖質制限の利点は、短期的なものにかぎられ、実際のところ、長期的に糖質制限を試《こころ》みた場合の安全性や有効性については十分に検討されていないのが実情。それより、提唱されている糖質制限のメリットとは逆に、糖質制限をすると病態が改善するのではなく、むしろ悪化することもある」と、糖質制限の問題点を指摘しています。

そして、「糖質制限の概念を定義し、栄養学・医学の専門家の意見の概説として、長期と短期の臨床的な効果についての説明と代謝におよぼす影響について解説を試み、最終的には糖質制限の研究上で認められる差異をあきらかにすることで、その実際上の運用のコンセンサスを得たい」と結んでいます（Ann Nutr Metab 2011;58:320-334)。

私は、このレビューを真摯《しんし》に受け止めました。実は、それまでの私は、糖質制限に関するさまざまな文献を読みあさり、「血糖コントロールがうまくできない患者さん

にとって、緊急的かつ短期的なら糖質制限はやってみる価値があるのではないか」「血糖値を下げることだけが目的であれば、糖質制限で、目的は十分に達成できるのではないか」と考えていた時期もあったからです。

しかしながら、全面的に糖質制限を信頼することはできませんでした。

フリゴレット博士のいうように、糖質制限に対するオフィシャルな定義（1日の糖質摂取量をどこまで抑《おさ》えれば、糖質制限といえるのか）やガイドライン（どのような時に、どうやって行なうのか）が示されていないうえ、健康な肥満人・やせている人・糖尿病の患者さんが糖質制限を行なうと血糖値はどのように変化するのか、などといった問題は、これまで科学的に詳《つまび》らかにされていません。

また、長期的に糖質制限を行なった場合の体への影響に対する科学的データは、ほとんどないのが現状です。

肥満改善や糖尿病に関する新たな予防・治療法や、ダイエット法が提唱されれば、試してみたくなる気持ちもわかります。ただ、それは、確固たる科学的データと専門家による厳格な医療管理のもとで行なわれてこそ有効であり、安全であるといえるのです。

もし、あなたが自己流の糖質制限を長期間行なわれているなら、そのリスクを踏まえて、「いますぐやめなさい」と申し上げます。このアドバイスには、次のような反論が、糖質制限を実践している人などから数多く寄せられることでしょう。

「半年で６kgも減量できてリバウンドもないのに、糖質制限をやめなさい、といわれても困る」

「糖質制限を始めて2年たつけど、血糖値は安定し、体調もいいですよ。雑誌などには安全と書いてあるし、岡本先生のほうこそまちがっているんじゃないの」云々《うんぬん》。

肥満の人や糖尿病の人で、糖質制限ダイエットに成功した人たちのなかには、〝糖質制限原理主義者〟といえるような人も少なからず存在します。また、一般の人にも同様の意見を持つ人がいることでしょう。

ただ、長期的な糖質制限の功罪は、再三いうようですが、まだ解明されていないのです。「人体にとって、糖質制限が安全なのか否《いな》か、将来的にわかるでしょう」など と悠長《ゆうちょう》なことはいってられません。

体重減少や血糖値の低下と引き換えに、仮に心筋梗塞や脳卒中にかかる確率が高まる、うつ病を増やす、死亡率を上げる、というエビデンスが確立された時は、すでに手遅れなのかもしれないのですから。

糖質制限で、死亡率が上昇

「先生、新聞で読んだのですが、糖質制限を5年以上行なうと、死ぬ確率が高くなるって本当ですか」

二〇一三年一月、アメリカの科学誌「プロスワン」に国立国際医療研究センター病院糖尿病・代謝・内分泌科の能登《のと》洋《ひろし》医長らの研究が掲載されて以降、このような質問を患者さんから受けることが多くなりました。

この研究は、糖質制限食に関する４９２本の医学論文から動物実験を除き、人間を対象に5～26年間追跡し、死亡率などを調べた海外の９本の論文を分析したものです。その分析結果は、「追跡期間中、約1万６０００人が死亡していたが、もっとも糖質摂取量の少ないグループ（食事全体の30％以下）の死亡率は、糖質摂取量のもっとも多いグループ（同60～70％）の１・31倍と、統計上で明確な差が出た」というものです（PLoS One 2013;8:e55030）。

この研究は、「朝日新聞」二〇一三年一月二十六日付に、「長期の糖質ダイエットは危険？」とのタイトルで掲載され、能登医長の「なぜ死亡率が高まるのか、原因究明が課題だが、糖質制限食の長期的な利点は少ないのではないか」とのコメントも紹介されました。

その後、この研究は、雑誌などでセンセーショナルに取り上げられました。裏を返せば、いま流行《は や》りの糖質制限に対する関心の高さを示しています。

それが、「5年以上の糖質制限食で死亡率が高くなるかもしれない」と結論づけられたのですから、不安になる人が多くなったとしても不思議ではありません。

糖質制限食に対して警告を発する論文は、これだけではありません。

たとえば、二〇一〇年にハーバード大学（アメリカ）のファング博士らが「アナルズ・オブ・インターナル・メディシン」誌に発表した研究は、「糖質制限食は、12％死亡率を上昇させる」と報告しています。この研究は、拙著『薬が減らせて、血糖値にもしばられない糖尿病最新療法2』にも掲載しましたが、もう一度紹介します。

同研究は20〜26年にわたり、約12万9000人もの男女（女性約8万5000人、男性約4万4000人）の追跡を行なうという壮大なスケールの研究ですが、その結果は、糖質制限を行ない、動物性の食事をしている人の全死亡率は、一般的な食事をしている人に比べ、リスクが23％上昇。また、心血管病死は14％増加、がん死も28％増加していたというものです。

いっぽう、糖質制限をしながら、植物性タンパク質の多い食事をとっている人の死亡リスクは、一般的な食事をしている人に比べ、死亡率は20％低下、心血管病死は23％低下した、と評価しています。

そのため、「死亡率を高めるのは動物性の食事であり、糖質制限ではない」という人もいますが、総合的に見れば、糖質制限は死亡リスクをわずかではあるが上げる傾向にあると博士は解析しています（Ann Intern Med 2010;153:289-298）。

この研究からは、糖質制限と動物性タンパク質、脂質の組み合わせは非常にリスクを高めることがわかります（図表1）。

図表1 糖質制限(低炭水化物)と死亡率の関係

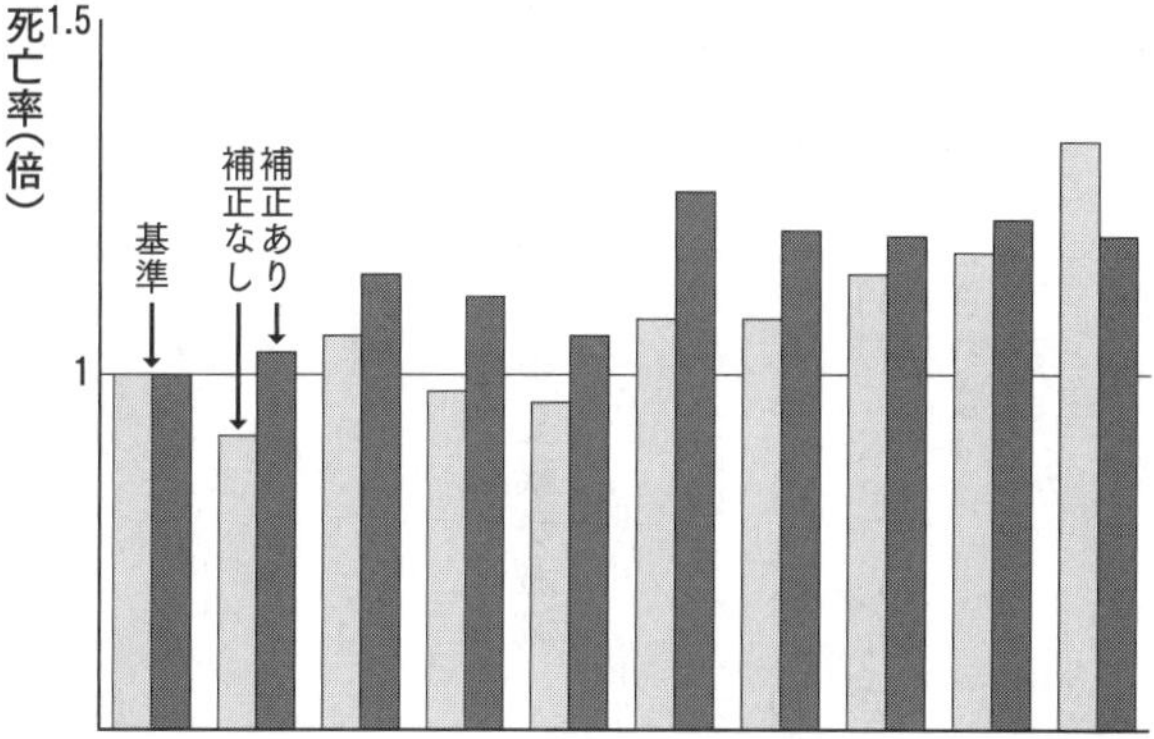

高炭水化物 ←→ 低炭水化物

約61%—(炭水化物)—約48%————約35%

約15%-(タンパク質)-約18%————約23%

約24%——(脂質)——約32%————約40%

※補正あり…年齢、体重、身体活動量、摂取カロリー、飲酒量などで補正

(Ann Intern Med 2010;153:289-298より)

糖質制限を行なうなら、大豆や野菜など植物性の食品をたくさんとらなければならないということでしょう。

しかし、現実はどうでしょう。

現在、日本で流行している糖質制限ダイエットのうたい文句は、「ステーキ、焼き肉は食べ放題!」「カロリーは気にするな!」などと、糖質さえとらなければ何を食べても飲んでもか

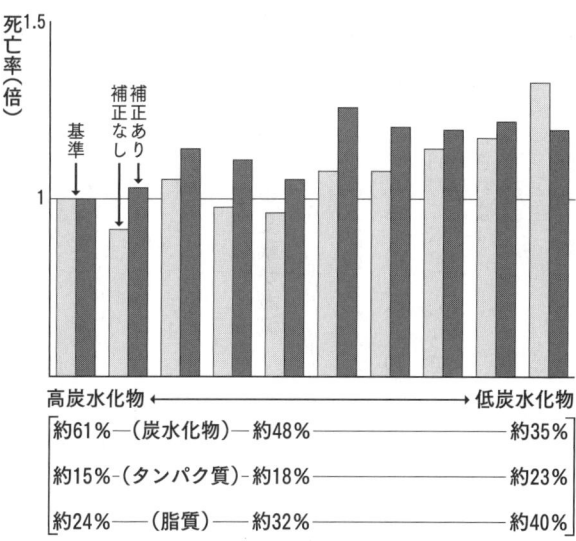

まわない、といった誤解が蔓延《まんえん》しています。

こうした低糖質・高タンパク質食などバランスの悪い食生活を長期的に続ければ、早死《はやじに》する可能性が高まってもしかたがないでしょう。

さらに私の懸念《けねん》を強めるデータもありますが、それらは第3章で紹介します。次項からは、糖尿病治療やダイエットにおける糖質制限の問題点を考えていきます。

糖質制限で、微量《びりよう》栄養素が激減

「糖質制限を始めたら、頭痛に悩まされるようになった」「手足のしびれを感じるようになった」という人はいませんか。

いま、もてはやされている糖質制限食はビタミンB_1、葉酸《ようさん》、ビタミンC、鉄などの微量栄養素が圧倒的に不足しがちです。このため、微量栄養素不足から起こるさまざまな弊害が懸念されます。

二〇一〇年、「アメリカン・ジャーナル・オブ・クリニカル・ニュートリション」に発表（二〇〇七年の研究）されたスタンフォード大学（アメリカ）のガードナー博士の研究成果から、ダイエットにともなう微量栄養素への影響についての詳細があきらかになりました。

この研究は、肥満の人を次の４種類のダイエットに抽選で振り分け、ダイエット開始から８週間後に、微量栄養素の変化について調査したものです。この研究における各ダイエットの目標と、全体のカロリー摂取量に占める糖質の最終的なカロリー量は、次のようなものでした。

①アトキンスダイエット（糖質制限食）

１日の摂取カロリーに制限を加えないものの、糖質量は、初期は１日20ｇ以下にする。その期間は被験者にまかせ、数カ月におよぶこともある。体重減少期は１日50ｇ以下とする。最終的な計算では、全体のカロリー摂取量に占める糖質のカロリー量は17・１％。ビタミン、ミネラル、必須脂肪酸、L-グルタミンの摂取とサプリメントの摂取を推奨。

②ゾーンダイエット（主要栄養素均等食、カロリー均等食）

１回あたりのカロリーは５００㎉以下とし、スナックを含めて１日１７００㎉以下とするが、目標は1200kcal。最終的な糖質量は全カロリー摂取量の42%。

③ラーンダイエット（カロリー制限バランス食）

食事量を減らし、運動を行ない、1週間で体重を0・45〜0・9kg減らすことを目指し、目標カロリー量を1日1200kcalに設定。最終的な糖質量は全カロリー摂取量の49・3%。

④オーニッシュダイエット（低脂肪食）

1日の摂取カロリーに制限を加えないものの、脂質の全カロリーに占める割合を1日10%以下に制限。最終的な糖質量は全カロリー摂取量の63・1%。

研究に参加した人たちは25〜50歳の311人の女性で、BMI（＝ボディ・マス・インデックス。肥満度を表わす体格指数。図表2）で27〜40と、かなりふくよかな人たちでした（図表3）。彼女たちには、それぞれのダイエット本が手渡され、週に1度集まって1時間勉強し、8週間がんばったのです。

その結果、アトキンスダイエットの食事からとるファイバー（食物繊維）は3・3

図表2 BMIの計算式

BMI＝体重÷（身長×身長）
（kg）（m）（m）

図表3 BMIによる肥満度（日本の場合）

BMI	判定	
～18.5未満	低体重	
18.5以上～25未満	普通体重	
25以上～30未満	肥満（1度）	
30以上～35未満	肥満（2度）	
35以上～40未満	肥満（3度）	高度肥満
40以上～	肥満（4度）	

（日本肥満学会「肥満症診断基準2011」より）

gで、ゾーンダイエットとラーンダイエットよりも40%減、オーニッシュダイエットよりも55%減と、極端に少ないことが判明したのです。

　糖質制限食にすると、便秘を引き起こすことが知られていますが、これは、食事からのファイバーが減少するからです。そのことが、この研究で如実に示された形となりました。

　さらに、ビタミンB_1、葉

酸、ビタミンC、鉄などの微量栄養素が必要最低限を下回るレベルとなることも判明しました。

試験前の食事に比べて、摂取したビタミン量やミネラル量を計算してみると、葉酸は約40％減、ビタミンB_1は約43％減、ビタミンCは約30％減、カルシウムは約13％減、鉄は約30％減と、いずれの栄養素も減少していたのです。

また、アトキンスダイエットを行なった人たちは、これらの栄養素の推定平均必要量に対し、ビタミンB_1は約51％、葉酸は約55％、ビタミンCは約52％、鉄は約32％の人たちがその値に達していませんでした。

どうやら、アトキンスダイエットをすると、微量栄養素が必要量に到達できない人が、全体の3分の1から2分の1ほど出てくることが判明したのです（Am J Clin Nutr 2010;92:304-312）。

アトキンスダイエットは、典型的な糖質制限食ですから、パンや穀物《こくもつ》に含まれるビタミンB_1、葉酸、鉄という重要な微量栄養素が不足するのはわかりやすい話です。また、果物も制限されるので、ビタミンCも不足するでしょう。

しかし、微量栄養素を豊富に含む赤肉（牛、豚の赤身肉）は食べてもいいということになっていたので、ある程度は補《おぎな》えるはずです。また、サプリメントの摂取も推《すい》奨《しょう》されていたのですから、微量栄養素の大幅な減少は意外な結果といえました。

糖質制限で、頭痛や末梢《まっしょう》神経障害になる

どうして、このようなことになったのでしょうか。

アトキンスダイエットを行なった人たちには「短期間でやせたい」という気持ちが強く、多くの人が推奨されたサプリメントの摂取を守っていなかったのではないか、と推察されます。さらに、最初に決められた厳しい糖質制限を守る傾向が強かった、ともいわれています。

この実験でのアトキンスダイエットは、最初の糖質摂取量は１日20ｇでしたが、その後50ｇまで制限をゆるめてもいい、とされていました。しかし、糖質制限を厳しく守り、できるだけ厳しいダイエットを継続し、肥満を解消したいという思いが彼女たちには強かったのでしょう。

このアトキンスダイエットに参加した人は73人、平均年齢は42歳。BMIの平均値は32ですから、かなり肥満しています。

被験前は、1日平均1929kcalをとっていたとされていますが、この実験では1373kcalまで平均摂取カロリー量は減少していました。つまり、1日あたりの摂取カロリー量を500kcal以上落としていたわけです。

彼女たちのがんばりは称賛されますが、アトキンスダイエットを実行後、わずか8週間で重要な微量栄養素が極端に減少し、必要最低限を下回るレベルとなってしまったことは問題です。

糖質制限を続けていると、頭痛や筋肉の硬直、さらには下痢《げり》、体に力が入らない、発疹《はっしん》ができるなどが報告されていますが、これは、こうした微量栄養素の不足として理解することも可能でしょう。

ビタミンB_1といえば、日本の鈴木梅太郎《すずきうめたろう》博士が発見されたビタミンとして有名です。この栄養素が不足すると、昔は脚気《かっけ》になったということですが、それだけでなく、ビタミン類の欠乏《けつぼう》は末梢神経障害につながります。

ダイエットをがんばっても、神経の病気が出て、いつも手足がビリビリしびれているのではたまりません。

また、鉄や葉酸が足りなければ貧血になります。女性は生理があり、そうでなくても貧血になりやすいのですから、鉄や葉酸が不足するようなアトキンスダイエットや極端な糖質制限は、若い女性には特に良くないと思います。

最近、厚生労働省から、妊娠可能な女性は葉酸を摂取するようにという呼びかけがあり、母子手帳にも葉酸についての説明が記載されるようになりました。それだけ、女性にとって、葉酸は大切な栄養素なのです。

いずれにしても、わずか8週間のアトキンスダイエットで、微量栄養素が減少することが確かめられたのですから、糖質制限は短期間に限定し、しかもほどほどにしたほうがいいということでしょう。

糖質制限がもてはやされる理由

ＨｂＡ１ｃという検査指標が、糖尿病の人だけではなく、一般の人たちにもかなり浸透《しんとう》してきました。

健康診断などで、空腹時血糖値は問題ないのに「ＨｂＡ１ｃが６・５％を超えています。糖尿病の可能性があるので、精密検査を受けてください」といわれた人はいませんか。

この指標は、14ページでも簡単に説明しましたが、全身に酸素を運ぶヘモグロビン（赤血球）にブドウ糖がどの程度付着しているかを示す数値です。ヘモグロビンは、１〜２カ月程度で入れ替わる（代謝される）ので、全ヘモグロビン量の何％にブドウ糖が結合しているかを調べれば、１〜２カ月間の血糖値のレベルを把握できます。

したがって、健康診断の数日前、あるいは１週間前から、甘い食べものや飲みものを控え、検査当日の空腹時血糖値がたとえ正常範囲であったとしても、ＨｂＡ１ｃはごまかしようがありません。

この数値は、糖尿病の治療で、貴重な情報源となります。

一般的には、国際標準値（二〇一二年四月から、従来のＪＤＳからＮＧＳＰに変更。図表４）の６・５％以上が糖尿病が強く疑われる、６・０〜６・４％が糖尿病の発症を

図表4 糖尿病の診断基準と血糖コントロール評価

			HbA1c（NGSP値）	HbA1c（JDS値）
糖尿病の診断基準（糖尿病が強く疑われる）			6.5%以上	6.1%以上
血糖コントロール評価	優		6.2%未満	5.8%未満
	良		6.2〜6.9%未満	5.8〜6.5%未満
	可	不十分	6.9〜7.4%未満	6.5〜7.0%未満
		不良	7.4〜8.4%未満	7.0〜8.0%未満
	不可		8.4%以上	8.0%以上

●JDS(Japan Diabetes Society)値
…2012年３月まで使用されていた日本独自の値《あたい》

●NGSP(National Glycohemoglobin Standardization Program)値
…多くの国で使用されている国際標準値。JDS値に0.4%を加えた値

※血糖コントロール評価は、2013年６月から３段階に変更

否定できない、５・６〜５・９%が糖尿病の高リスクグループ、５・６%未満が正常、とされています。

糖尿病の患者さんはもちろん、糖尿病治療に携《たずさ》わる多くの医師は、この数値を適切に管理しています。

私の患者さんのなかにも、ＨｂＡ１ｃを計測するたびに、一喜《いっき》一憂《いちゆう》する人が少なくありません。それは、患者さんにしてみれば当然でしょう。

血糖値を下げるために、食事を制限したり、ウォーキングにはげんでいるのに、HbA1cが前回の検査より悪化していれば、「これまでの努力は何だったんだ」ということになりますし、改善すれば「努力が報《むく》われた、明日からもがんばろう」とうれしくなるのが人情ですから。

日本糖尿病学会が糖尿病患者さんへ推奨する、従来の食事療法は「カロリー制限食」といって、患者さんの身長を基準に1日に必要なカロリー量を割り出し、3食合計でそのカロリー量を超えないように制限するものです（図表5）。さらに、1日の糖質摂取量は全摂取カロリー量の50〜60％、脂質は同25％程度と栄養バランスにも制限を加え、血糖値を適正に管理しようというものです。

しかし、このような食事療法はめんどうなカロリー計算が必要だったり、身長を基準に割り出した食事量では、太っている人が空腹感に耐えられなかったりして、途中で挫折《ざせつ》することが非常に多いのも事実です。これが、現在の糖尿病治療の問題点のひとつであることは認めます。

糖尿病治療における糖質制限食は、めんどうな体重管理・血糖管理を誰でも簡単に

図表5 適正エネルギー量(カロリー)の計算

適正エネルギー量 ＝標準体重×体重1kgあたりの必要なエネルギー量

●適正エネルギー量…1日に必要な最小限のエネルギー摂取量(カロリー)のこと。糖尿病の食事療法では、1日の食事からとるカロリーをここまで抑える

●標準体重…その身長における標準の体重。
身長(m)×身長(m)×22(BMI)で計算する

●体重1kgあたりの必要なエネルギー量…以下の身体活動量から求める

軽労働(主婦、事務など)＝25～30kcal
中労働(販売、営業など)＝31～35kcal
重労働(運動選手、肉体労働など)＝36kcal～

例) 身長170cm・軽労働の場合
1.7(m)×1.7(m)×22＝63.58kg
63.58(kg)×25(kcal)＝1589.5kcal

できるように、二〇〇五年頃に一部の先生が導入し、やがて多くの医療機関でも採用されるようになったのです。

糖質制限食は、摂取カロリー量を考えず、肉類なども好きなだけ食べていいわけですから、「ごはんやパンを食べなければ、食事をした気がしない」という人は別にして、糖尿病の患者さんを中心に実行する人が増えていきました。

さらに、短期的なダイエット効果もかなり大きいことから、雑誌やテレビなどで大々的に取り上げられました。このため、またたくまに一般の人にも広がり、日本中に糖質制限ブームが到来したのです。

しかし、糖質制限を現在、行なっている医療機関の先生にしても、1日の糖質制限量を科学的、かつ明確に判断されている方は少ないのではないでしょうか。

ある先生は、アトキンスダイエットのように「1日の糖質摂取量を20～30g以下に抑制する」といい、別な先生は「1日に130gまでなら糖質をとってもかまわない」といいます。また、「糖質量をゼロにする」という先生もいます。

なぜ、糖質制限食の糖質量が、これほど異なるのでしょうか。

これは、前述したように、糖質制限に対するエビデンス（科学的根拠）が確立していないため、糖質制限の定義やガイドラインがなく、個々の先生の独自の理論や経験則により糖質量を調整しているからです。つまり、糖質制限と一口にいっても、その内容は医師の考えかたによってバラバラであり、健康被害も不明というのが、いまの糖質制限の実態なのです。

それでも、糖尿病の患者さんで主治医がいる人は、定期的に医師の診察や血液検査を受け、頻繁《ひんぱん》に体の状態を調べられるので、まだいいのかもしれません。

問題は、自己流で長期間の糖質制限ダイエットを行なっている人たちです。ここには、健康でダイエットをしたい人、糖尿病放置者（糖尿病なのに治療を受けていない人）、糖尿病予備軍の人などが多いと思われますが、ここまで述べてきたように、安易な糖質制限には、かなり高いリスクが存在していることを認識してほしいと思います。

二〇〇八年、糖尿病の常識を覆《くつがえ》した発表

さて、ここでは、懸命《けんめい》に血糖コントロールをしている糖尿病の患者さんに、驚くべき話をしたいと思います。

それは、「厳格な血糖コントロールは命にかかわる」ということです。

二〇〇一年からアメリカ国立衛生研究所の肝煎《きもい》りで、アコード試験（糖尿病の血糖コントロールを正常化させることで、心血管病に与えるリスクに低減があるかどうかを調

査）という大規模な研究が始まりました。

これは、アメリカ人とカナダ人の１万人以上の糖尿病の患者さんを「厳格な血糖コントロールグループ＝ＨｂＡ１ｃ６・０％未満」と「標準治療の血糖コントロールグループ＝同７・０〜７・９％」に分け、どちらのグループが心血管病を発症しやすいか、臨床試験としてもっとも信頼性の高い二重盲検《にじゅうもうけん》ランダム化比較試験という手法を用いて調べたものです。

この研究は当初、５年間の追跡調査を行なう計画でした。しかし、わずか３年７カ月で打ち切られます。なぜなら、この期間の被験者の死亡率は、厳格な血糖コントロールグループが標準治療の血糖コントロールグループより、22％も高くなっていたからです（N Engl J Med 2008;358:2545-2559）。

この結果が二〇〇八年二月、同研究所所長のネーベル博士から発表されるや、世界中の糖尿病治療にかかわる医師や研究者、患者さんたちに大きな衝撃を与えました。

「血糖値を厳しくコントロールすれば、心筋梗塞は減少し、糖尿病患者の死亡率は大幅に減少する」と、誰もが当時は考えていましたし、この研究も、その大前提に立って行なわれていたからです。

それが、まったく逆の「厳格な血糖コントロールは、低血糖のリスクを高め、死亡率を上昇させる」というデータが示され、厳しい血糖コントロールに警鐘を鳴らす結果となったのです。

私もこの結果を知って驚きました。そして、「血糖コントロールは少々高くてもよい」「死亡率とかかわる問題は低血糖である」として、厳格な血糖コントロールの危険性を拙著で述べさせていただきました。

ちなみに、アメリカ国立衛生研究所は19世紀に設立されたアメリカでもっとも古い医療研究機関で、一九九〇年に始まった人間の全遺伝子情報を読み解く「ヒトゲノム計画」を策定し、二〇〇三年に全遺伝子のゲノム解析を完成させました。年間３兆円もの研究費を使う研究所から、従来の常識を覆す結果が報告されたのですから、世界中のメディア、医師・研究者の耳目《じもく》を集めたのは当然です。

ＨｂＡ１ｃは何％が良いのか

この試験後、世界中でさまざまな追試が行なわれ、検証されていきました。そのもっとも重要なもののひとつが、二〇一〇年一月に、科学誌「ランセット」に発表されたカーディフ大学（イギリス）のクレイグ・カリー博士らの研究です。

この研究は、４万８０００人の糖尿病の患者さんのデータを解析し、ＨｂＡ１ｃと死亡率の関係を調べています。その結果、死亡率がもっとも低くなるのはＨｂＡ１ｃが７・５％でした。そして、同７・５％と比較して、同６・４％で死亡率は52％上昇、同11・０％では79％上昇と報告されました（Lancet 2010;375:481-489）。

このデータが示すのも、厳格な血糖コントロールは大幅に死亡率を高めるので、血糖コントロールはほどほどがいいということです。

なお、先のアコード試験における厳格な血糖コントロールグループには、インスリン注射やＳＵ剤（スルホニルウレア剤）という血糖降下剤が使用されたのですが、糖質制限による厳格な血糖コントロールでも、このようなリスクがあると考えたとしても理《り》に適《かな》っていると思います。

極端に血糖を下げるインスリン注射やSU剤を使う強化療法が死亡率を上げるのは、低血糖が原因のひとつと考えられています。アコード試験の結果の発表以降、糖尿病においては、低血糖にしない治療の重要性が叫ばれるようになりました。

同様のことが、糖質制限食についてもいえるのではないでしょうか。危惧《きぐ》されるのは糖質制限を行ない、糖尿病の薬を使っている人です。この場合、低血糖が起きやすいことが予測されます。24時間の血糖をモニターしたり、1日のなかで、もっとも血糖値が下がる午前3時から5時の血糖を測《はか》り、低血糖になっていないことを確認しながら治療を進めないと、死亡率が上がることにつながりかねません。

しかし、残念ながら、その種の研究報告がないので判断できません。

ただ、私は、通常の低血糖発作が発症するレベルに血糖値が下降しても、体からの警告が発《はっ》せられず、やがて血糖値が下がりすぎ、意識障害や昏睡《こんすい》などの症状を招き、死亡率の上昇をもたらす無自覚性低血糖に糖質制限食がかかわっている可能性は捨てきれない、と思います。

いずれにしても、糖質制限が死亡率を高める可能性を示す研究があることは、すでに述べたとおりです。それならば、このエビデンスを元にその理由をあきらかにし、すみやかに対処していくことが求められると考えます。

現在、糖質制限を実行し、血糖を厳重にコントロールしている糖尿病の患者さんも多いことでしょう。でも、あまり無理をすることはありません。長生きするためには、HbA1cで7・5%程度をキープするほうがいい可能性が高いのです。

もし、あなたのHbA1cがこのレベルなら、糖質を制限してまで、何が何でも血糖値をコントロールする必要はないかもしれません。

「糖尿病の患者さんは、目標とする血糖値レベルが低すぎると、心理的に強い圧迫を受け、私はこんなにがんばっているのに、それでも達成できないというストレスになっている。これが、予想外の研究結果になった原因のひとつではないか」

これは、アメリカ国立衛生研究所のネーベル博士がアコード試験の結論を発表した2日後に、同試験運営委員会の副議長でアメリカ糖尿病学会の医学・科学委員長のビューズ博士が、「ニューヨーク・タイムズ」に寄せたコメントです。要は、厳しすぎる血糖値目標がストレスを生み、死亡率を高めているということです。

糖質制限ダイエットの限界

いま糖質制限を実行している人は、何を目的に糖質を制限しているのでしょうか。

このようなことをおたずねすれば、「やせるためにきまっているじゃない」と、怒られるかもしれません。

糖質制限で短期的に体重減少が認められることはまちがいありませんが、長期的に見た場合、他のダイエット法と比べてアドバンテージがあるかといえば、いささか疑問です。たしかに、「1年以上糖質を制限しており、順調に体重が減少している」という人もいるでしょう。しかし、糖質制限以外のダイエット法を1年間続けても、同じように体重が減少したかもしれません。

この10年間、「食事における主要栄養素（炭水化物、タンパク質、脂質）の構成を変化させると、体重や心血管にどのような影響を与えるか」という研究が、きわめて多く報告されました。特に、ダイエットの定番ともいえる低脂肪食と糖質制限食について、数多くの比較研究が試みられました。

そのひとつが、フィラデルフィア在郷《ざいごう》軍人メディカルセンター（アメリカ）からの報告です。この研究は、やはり低脂肪食と糖質制限食を対象にしたもので、サマハ博士が主宰し、スターン博士、イクバル博士など9人の研究者が参加しています。

ふたつのグループともに、ライフスタイル改善プログラム（行動療法にもとづく治療方法のひとつ。ダイエットにおける行動療法は、体重が増えてしまう食事習慣、行動習慣、考えかたそのものを変化させることで、肥満解消を目指す）のカウンセリングを6カ月間に9回受けました。

その結果、サマハ博士は「6カ月という期間で見るかぎり、低脂肪食の体重減少は1・9kg、糖質制限食の場合は5・8kgとし、糖質制限食は低脂肪食に比較して、体重減少は有意《ゆうい》に勝《まさ》る」としています。

しかし、試験の参加者をその後フォローアップすると、「12カ月後には、もはや体重減少には差がない」とされました。つまり、「6カ月間では、糖質制限食は低脂肪食よりも体重は減少するが、カウンセリングを数回しか行なわなかった12カ月後は、統計的に有意な差はなくなった」というものでした（N Engl J Med 2003;348:2074-2081）。

図表6 減量効果の比較（糖質制限食と低脂肪食）

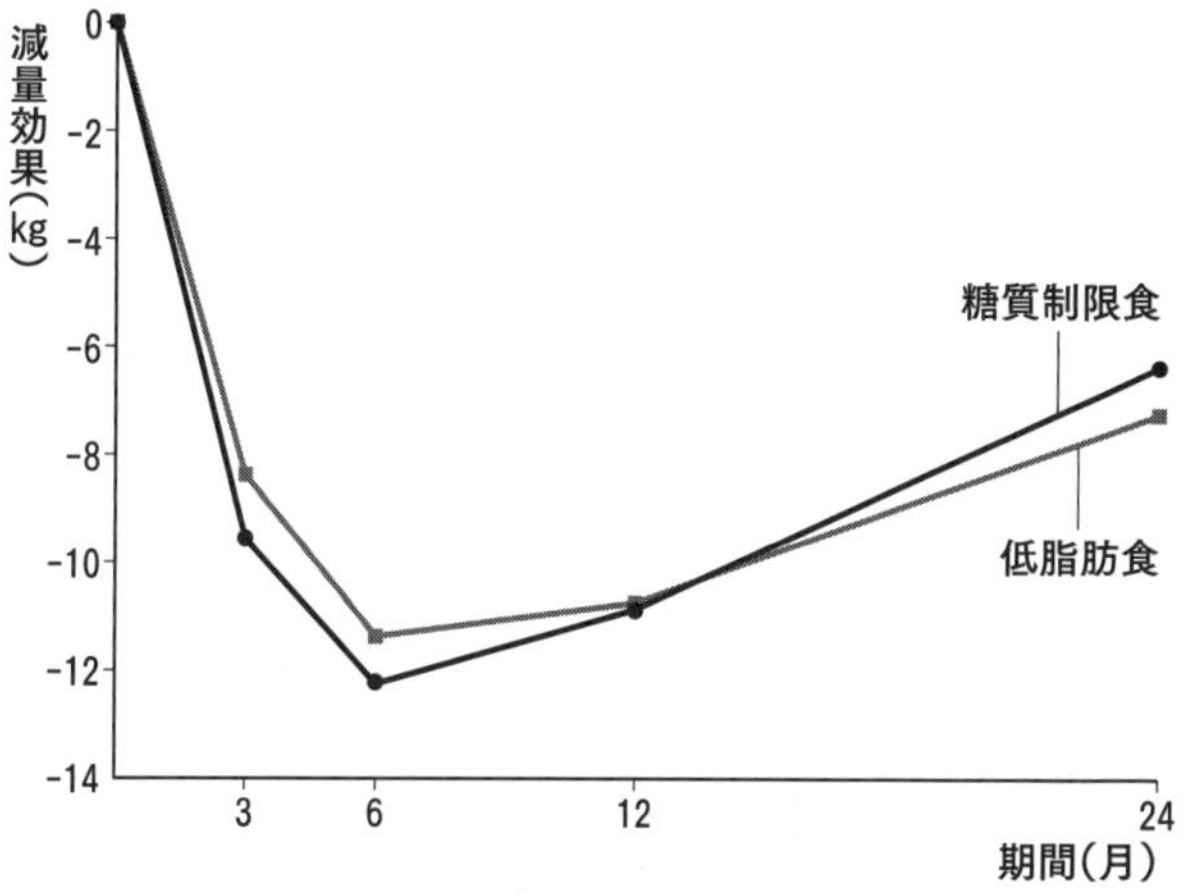

（Ann Intern Med 2010；153：147-157より）

また、テンプル大学（アメリカ）のフォスター博士の研究では、二〇一〇年、３０７人の肥満の方（ＢＭＩ36・1）について、糖質制限食と低脂肪食の効果を比較しています。ライフスタイル改善プログラムを積極的に採り入れ、最初の1年で、33回もセッションを開きました。

すると、1年間に何と、両者とも11％の体重減少があり、2年後も7％の体重減少が認められたというのです（図表6）。ふたつの食事療法の間では、体重効果に差がありませんでした（Ann Intern Med 2010;153:147-157）。

これらの結果からはっきりしたことは、ダイエットには「主要な栄養素の構成比を変えるよりも、強力なライフスタイル改善プログラムのほうが重要だ」ということです。

たしかに、月に平均3回も「食事法を守りましょう」とカウンセラーにやさしくいわれれば、誰でも「きちんと守ろう」と思うでしょう。また、ダイエット仲間ができて、おたがい一緒にがんばろうと思えることがダイエットには大切なのでしょう。

その半面、ライフスタイル改善プログラムをゆるやかにしか行なわない場合の両者の比較について、イクバル博士が、2型糖尿病の患者さんを対象に研究しています。その結果は、2年間で減った体重は何と、低脂質食で0・2kg、低糖質食で1・5kgと惨憺《さんたん》たるものでした（Obesity 2010;18:1733-8）。

いっぽう、ハーバード大学の心臓予防学教授フランク・ザックス博士らに行なわれた研究は、811人を対象にしています。

この研究は、脂質からのカロリー摂取量を20%、40%、タンパク質からのカロリー摂取量を5%、25%とし、それらを掛け合わせて施行されました。①脂質20%＋タンパク質15％、②脂質40％＋タンパク質25％、③脂質20％＋タンパク質25％、④脂質40％＋タンパク質15％の四つのグループができあがり、糖質のカロリーは最低のグループで35％、最大で65％となります。

そして、各グループの参加者は、毎日の摂取カロリー量を試験前から750㎉低下させるように指導され、カロリー制限を守るよう、強力なカウンセリングを6カ月間に22回受けています。各グループの平均をとると、最初の6カ月で6kg（7％）減になっています。

しかし、2年間で、2・9～3・6kgの体重減少があり、この四つのグループに体重減少の差異は認められませんでした（N Engl J Med 2009;360:859-873）。

つまり、きちんとカウンセリングを行ない、カロリー制限を続けるかぎり、体重減少という意味からは糖質の比率は問題にならず、いくら糖質を減らしても体重はうまく減少しないということです。

この結果から、ダイエットは「糖質制限より、カロリー制限のほうが大事だ」というメッセージを受け取ったのです。

糖質制限と他のダイエット法を比較

さて、ここからは、低脂肪食だけでなく、他の食事法と糖質制限食の比較研究を紹介しましょう。

スタンフォード大学のガードナー博士の研究（24ページ）は、アトキンスダイエット（糖質制限食）、ゾーンダイエット（主要栄養素均等食、カロリー均等食）、ラーンダイエット（カロリー制限バランス食）、オーニッシュダイエット（低脂肪食）における体重減少についても比較しています。

その結果（1年後の体重）、ゾーンダイエットでは1・6kg減少、アトキンスダイエットでは4・7kg減少とアトキンスダイエットに軍配が上がりました。その他のグループでは2・5kgの減少でした。ただし、アトキンスダイエットは、6カ月後の体重減少と比較して、1年後の体重は1kg程度リバウンドしていることが問題とされました（JAMA 2007;297:969-977）。

いっぽう、アトキンスダイエット、ゾーンダイエット、ウエイトウォッチャーズ（減量プログラム）、オーニッシュダイエットを比較したダンシンガー博士の報告では、

「1年での体重減少に変わりはなく、重要なのは、その食事療法を守れているかどうかだ」と述べています（JAMA 2005;293:43-53)。

ここで紹介したふたつの研究では、それぞれ5kg以下の体重減少にとどまりました。これは、ライフスタイル改善プログラムを行なわなかった影響だと判断されています。

糖質制限は、最初は、とにかくよく体重が減少します。それは、糖質をとらないと、カロリー摂取量が極端に減少するためだと考えられます。

しかし、このアドバンテージは1年くらいしかもちません。その後は、強力なライフスタイル改善プログラムを導入するダイエット法の後塵《こうじん》を拝《はい》してしまうのです。

これらの研究結果からはっきりいえるのは、体重減少という観点から見れば、ライフスタイル改善プログラムを積極的に採り入れ、カロリー摂取量を抑制することが重要であり、糖質制限にとらわれることはないということです。

糖質制限を推奨《すいしょう》できない、これだけの理由

科学誌「プロスワン」二〇一三年三月号に報告された最新の論文で、イギリスのバーグナード博士らは、「5年間の長期で見ると、炭水化物の代わりに、タンパク質を主要カロリーとしてとると、体重が増える。特に、炭水化物にファイバー（食物繊維）が多い場合は、リスクが顕著。平均14％のタンパク質のカロリー量を22％にすると、23～26％の体重増加リスクを負う」と発表しました。

つまり、食物繊維の摂取量が減ると、肥満するということです。

これは、「がんと栄養に関するヨーロッパ前向きコホート研究（EPIC）」のうちのひとつで、一九九二～二〇〇〇年の間、ヨーロッパの10カ国、25～70歳の37万3803名もの人が参加した壮大な調査です。コホート研究とは、特定の地域や集団に属する人々を対象に長期間、追跡調査するものです。前向きコホート研究とは、健康な人々の生活習慣などを「前向きに」追跡調査し、あとから発生する疾病《しっぺい》を確認するものので、医学・研究界では信頼性が高いデータとして評価されています。

同研究によると、炭水化物のカロリー量を脂質で補った場合は問題がないようです

が、糖質制限食のような低炭水化物・高タンパク質食は、体重減少の観点から長期的に観察すると、「まったく効果がない」とのことでした。さらに、植物性タンパク質、動物性タンパク質にかかわらず、タンパク質を総摂取エネルギー量の10〜15％に抑えないと体重増加の危険性がある、と指摘しています（PLoS One 2013;8:e57300）。

これには、私も同感です。それでは、タンパク質の摂取量が増えると、なぜ体重が増えるのでしょうか。そのメカニズムについては、二〇〇六年に発表された前向きコホート研究が説明しています。

まず、肉食が多いとメチオニンと呼ばれる必須アミノ酸（体内では合成できず、食物からとらなければならないアミノ酸）が増えますが、このタンパク質が体重を増やす原因になるのです（Nutr Metab Cardiovasc Dis 2006;16:113-120）。

では、なぜメチオニンが増えると体重が増えるのか。その詳細は、今後の研究を待つしかないものの、動物レベルの実験では、以下のように報告されています。

ひとつは脳の視床下部《ししょうかぶ》から放出され、食事の摂取量に影響を与えるホルモンに関する研究で、「糖質中心の食事は、食欲を高め、エネルギー消費を促進させる神経細胞（ヒポクレチンシステム）を抑制する作用がある」のに対し、「アミノ酸が多い食事は、このシステムの働きを逆に高める可能性がある」というものです（Neuron 2011;72:616-629）。

また、糖質量が少なく、タンパク質が多い食事を続けると、体重の変化から体を守ろうとする視床下部の摂食抑制機能（メラノコルチンシステム）により、逆に制御される可能性があるという研究も報告されています（PLoS One 2011;6:e19107）。

すこし専門的になりすぎたので、簡単に説明すると、「糖質を中心とする食事は食欲を高めるホルモンを抑制する働きがあり、タンパク質の多い食事は体重を変化させないように働き、食欲を抑制する脳内神経の働きを弱める」ということです。

したがって、人間でも糖質を極端に制限すれば、体重が増える可能性も出てきます。

いずれにせよ、長期的には糖質制限が死亡率を上昇させたり、心血管病のリスクを高めたり、逆に体重を増やす可能性があきらかになった現在、とても糖質制限を推奨できないのです。

日本糖尿病学会の提言と、その賛否《さんぴ》

では、糖尿病治療の〝元締《もとじ》め〟ともいえる、日本糖尿病学会の糖質制限食に対するスタンスはどうなっているのでしょう。

実は、二〇一二年の第55回糖尿病学会で、糖質制限食に対する話題が大きく取り上げられました。そして、学会のコンセンサスとして以下の見解を示しました。

①糖尿病の食事療法は、患者の病態や栄養状態、個々人の食習慣を配慮して決めていくべきものであり、そのなかで、糖質制限食を食事療法のひとつのオプションとして認める。

②糖質をまったくとらないことによる危険性があるため、糖質をゼロとするのは好ましくなく、糖質を制限しても、１日最低１３０ｇはとる。

これは糖質制限食に批判的だった同学会としては、画期的な見解と受け止められた人も多いのではないでしょうか。

そして、二〇一三年には、1日の糖質摂取量を、厚生労働省「日本人の食事摂取基準（二〇一〇年版）」が推奨する100gまでゆるめるのではないか、ともいわれていました。

しかし、二〇一三年三月に同学会から出された「日本人の糖尿病の食事療法に関する日本糖尿病学会の提言」というプレスリリースは、次のようなものでした。

①体重の適正化を図《はか》るためには、運動療法とともに、積極的な食事療法を指導するべきであり、総エネルギー摂取量の制限を最優先する。

②炭水化物のみを極端に制限して減量を図ることは、その本来の効果のみならず、長期的な食事療法としての遵守《じゅんしゅ》性や安全性など重要な点について、これを担保するエビデンス（科学的根拠）が不足しており、現時点ではすすめられない。

さらに、糖尿病における三大栄養素の推奨摂取比率は、一般的には炭水化物50～60％（1日150g以上）、タンパク質20％以下を目安とし、残りを脂質とする、とされました。

すこし難しいので要約すると、「国内外の複数の論文を検証しても、長期的な糖質制限に対するたしかなエビデンスがない。だから、極端な糖質制限はすすめられない。やせるためには摂取カロリーを減らしましょう」ということです。

これは、妥当《だとう》かつ賢明な提言だと思います。

また、炭水化物摂取量を1日150g以上としたのは、同時に食物繊維を1日に最低20g以上とるようにうながしているからでしょう。炭水化物は、糖質と食物繊維の総称です。二〇一二年のコンセンサスの糖質130g以上に、20g以上の食物繊維を加えれば、1日の炭水化物摂取量は150g以上になるわけです。

それでは、1日に炭水化物を150g以上とるのであれば、糖質制限を実施してもいいのでは、と思う人がいるかもしれません。でも、日本糖尿病学会の推奨する摂取エネルギー比率を遵守するかぎり、不可能です。

仮に、1日の総摂取エネルギー量1600kcalの人が、エネルギー比率を遵守しながら糖質を制限しようとしても、1日に200g以上の炭水化物をとる計算です（炭水化物1gのエネルギー量は4㎉ですから、計算式は1600㎉×50%÷4㎉=200g)。

同様に、1日1200㎉の人は150g以上、800㎉なら100g以上と150gを下回りますが、1日800㎉とは、糖尿病で食事療法を行なう人のなかでも、かなり厳しいエネルギー制限です。

健康な人なら1日2000㎉以上とる人も多いので、日本糖尿病学会のエネルギー比率を守れば糖質制限食など、そもそも成立しないということです。

したがって、日本糖尿病学会が堅持する三大栄養素のエネルギー比率を覆すほどの、確固たる研究が報告されないかぎり、糖質制限食に対する学会のスタンスが変わることはないでしょう。

この声明に対し、糖質制限食を推奨する先生方からは、時を置かず、反論が示されました。

いわく、「カロリー制限も、体重減少に寄与する明確なエビデンスが示されていない」のに「なぜ、糖質制限食だけに厳格なエビデンスを求めるのか」。

また、「糖質制限食が血糖管理や体重減少に寄与することは、信頼性の高い研究で示されているのに、なぜ学会は無視するのか」とも主張されています。

しかし、問題の本質は、再三いうようですが、長期的に糖質を制限する糖尿病治療やダイエットに対する安全性が科学的に確認されていないことにあります。医師の立場は、まず命を救うことです。命を短くする治療は認められません。

また、現在あるエビデンスは、いずれも糖質制限は危険というものです。

糖質制限食を実践されている先生方は、300例ぐらいを対象に、最低でも3年間フォローするような論文を早く報告するべきでしょう。そして、そのまま長期的に15年ほど観察し、心筋梗塞やがんなどの発症との関連性の有無そして死亡率との関係をあきらかにすることが必要だと思います。

自己流・安易な実践は、いますぐ中止すべき

「カロリー制限食と薬物療法で、失明する糖尿病患者は年間3000人……、透析《とうせき》になる人は1万6271人、壊疽《えそ》で下肢《かし》を切断しなければならない人もあとを絶《た》たない」という反論が、糖質制限を実施している人から、ある新聞に寄せられました。

しかし、カロリー制限食が原因で、失明、透析、下肢切断が増えるというロジックには同意できません。

カロリー制限がうまくいかない、その結果、薬が増えるというのは、糖尿病治療に携《たずさ》わる個々の医師の管理能力や、さらにいわせていただけば、糖尿病治療の知識不足から生じる問題なのではないかと思うからです。

私は、1日の摂取カロリー1600㎉と15分の運動を患者さんにすすめ、「インスリン離脱療法」を世界ではじめて成功させたと自負しています。そして、なるべく薬物を減らす方向で、糖尿病治療を実践しています。

私の患者さんは現在1000人を超えていますが、失明、下肢切断まで追い込まれた患者さんは皆無《かいむ》です。残念ながら、透析まで進んだ患者さんは2人いますが、そのうちの1人は、ほとんど透析直前になって当院に転院されてきたので、正確にいえば1人です。

また、今回の日本糖尿病学会の声明に対し、「糖尿病患者を置き去りにしている」との批判もありますが、糖質制限を否定することが、患者さんを置き去りにしているという主張は、私にはとても理解できません。

そして、一番懸念するのは、「糖質制限さえすれば、合併症が減る。ある先生は自《みずか》ら糖質制限食を実践し、糖尿病を管理しているから安全だ」という論調です。糖質制限食を実践し、血糖値を管理している医師がいる→糖質制限はすべての糖尿病患者に効果がある→いますぐ糖質制限を糖尿病のひとつの治療法として認めるべきだ、というのでしょうか。

私は、本章で、糖質制限によって死亡率が上昇し、厳格な血糖コントロールは命にかかわると警鐘を鳴らすとともに、糖質制限ダイエットは短期的には有効だが、長期的には効果がないとデータを示しながら、述べてきました。

これは、書籍、雑誌などで糖質制限を知った糖尿病の患者さんや糖尿病放置者が、自己流で安易に実践することに危険性を感じているからです。

そして、自己流で糖尿病をコントロールしている患者さんや、糖尿病放置者が増加していると推察される現在、長期的な糖質制限の弊害を訴えなければならないと強く感じています。

糖質制限を推奨する人たちの理論

糖質制限食を推奨される医師のなかに、「カロリー制限食はグルコーススパイクを引き起こすが、糖質制限食はその心配がない」と主張される方がいます。

一般の人にはわかりづらいと思いますので、簡単に説明します。グルコーススパイクのグルコースは糖質、スパイクは尖《とが》ったものという意味で、通常は平均血糖値と食後血糖値の差を表わし、この変動幅が大きければ大きいほど活性酸素が増え、血管を傷つけたり、頸動脈《けいどうみやく》を肥厚《ひこう》させたりして、脳梗塞、心筋梗塞のリスクを増大させます。

そして、「グルコーススパイクのリスクを軽減するには、食後血糖値を急激に上げなければよい。そのためには、血糖値を上げる元凶の糖質を制限するのがもっとも有効だが、日本糖尿病学会が推奨する摂取カロリーの50~60%を糖質からとれば、食後血糖値の急上昇は避けられない。いったい、日本糖尿病学会はグルコーススパイクについてどのように考えているのだ」というのが、糖質制限食を推進する先生方の主張です。

このように、糖質制限食を推進する人たちが、メディアを使い、一方的に主張されれば、「糖質制限食を糖尿病学会は認めてもいいのではないか」「何を根拠に否定するのか」「アメリカの糖尿病学会も糖質制限食を認めているのに、なぜ、日本糖尿病学会は……」と考える糖尿病の患者さんや、ダイエットを志《こころざ》す人たちが増えてもしかたがないところです。

しかし、ここが重要なポイントですが、グルコーススパイクに関する信頼できる、大規模な、前向きの無作為《むさくい》試験はありません。つまり、糖尿病治療に携わる世界の医師や研究者を納得させるスタディ（研究）がないということです。

というのも、個々の患者さんの食後1時間血糖値・2時間血糖値は食事の影響、運動の影響など、ふだんの生活活動にともなうバラツキが大きすぎるため、的確に評価するのは非常に難しいのです。ある食事では、食後血糖が120㎎／dℓだが、別の食事では同200㎎／dℓということは、よく外来で経験します。

つまり、血糖の過去1～2カ月分の平均値であるＨｂＡ１ｃを使用した研究しか、前向き試験ができません。したがって、グルコーススパイクに関する大規模な前向き研究は、今後も不可能と考えます。糖尿病に関する大規模研究は、先述したアコード試験などが知られていますが、ここでもＨｂＡ１ｃが検査指標に用いられ、糖尿病治療に大きな影響を与えています。このように、糖尿病治療において、ＨｂＡ１ｃを指標で使っている意味はおわかりいただけたと思います。

グルコーススパイクに関しても、これらの研究と同等の信頼性の高い研究が報告されれば、世界の医師・研究者も支持するでしょうが、もはや無理ではないでしょうか。

つまり、カロリー制限食によるグルコーススパイクのリスクを強調し、糖質制限食の有意性を主張される先生のおっしゃることは、永遠に証明できないのではないかと思います。

むしろ、的確なエビデンスでは、ＨｂＡ１ｃ７・５％（ＮＧＳＰ値）が、もっとも長生きであることを示しています。高血糖も死亡率を高めるが、低血糖も死亡率を高める、ほどほどの血糖コントロールが体に一番良いというメッセージをしっかりと受け止めるべきでしょう！

糖質制限ブームの背後にあるもの

糖質制限が現在、多くの糖尿病の患者さんに受け入れられているのは、なぜでしょう。

それは、「手《て》っ取《と》り早《ばや》く血糖値を下げられ、血糖コントロールもしやすいから」という理由に尽きるのでしょうが、その背景には、「日本の糖尿病治療が、患者さんが生き生きと過ごすための治療より、血糖コントロール中心主義に陥っている」という現実がある、と私は思っています。

何よりも血糖値が重視され、外来では患者さんの顔色を診《み》るより、検査データの数値ばかり気にする医師。そして、患者さんの血糖値が思うように下がらなければ、「なぜ、血糖値が下がらないの。きちんとしないとダメじゃない。運動していますか。食事療法をしてますか」と、いきなり叱《しか》りとばしたり、安易にインスリン注射を導入したりするようなことが、診察室で頻繁に行なわれているのではないでしょうか。

これでは、もはや糖尿病治療ではなく、〝血糖学〟そのものであり、それがいやで、治療をやめてしまう患者さんも少なくありません。

さきほど、糖質制限食を否定する日本糖尿病学会が患者を置き去りにしている、という批判に対し、理解できないと述べましたが、こうした血糖学中心の医療こそ、患者さん不在の治療といえるのではないでしょうか。

私のクリニックにも、いままで通院していたところでは、叱られる、訴《うった》えを聞いてくれない、治療がつらいといった理由で、転院されてきた患者さんがいます。

現在、糖質制限食を実践されている人のなかにも、このような経験をした人は多いのではありませんか。そして通院をやめる、でも血糖値は下げたい。そのために糖質制限食を選択するようなこともあるのでしょう。

その根本には、血糖学の弊害があることはまちがいありませんが、〝糖質制限主義〟の人も、結果的に、目先の血糖値にとらわれているのではないでしょうか。

アコード試験によれば、インスリン注射など強い薬を多量に使って、血糖を正常化しようとすると、死亡率が22％も上がりました。同じロジックで糖質制限食を導入し、血糖値を厳格に管理すれば、心血管病を増やし、死亡率を上げる可能性も出てきます。その裏には、低血糖の問題が潜《ひそ》んでいる可能性があるのではないでしょうか。

糖尿病の合併症の管理は、医師と患者の信頼関係がなければできません。もし、自己流で血糖コントロールを行なっている人がいれば、その危険性を認識してほしいと思います。

さて、第1章では、長期的な糖質制限による血糖コントロールの危険性、ダイエットにおける無効性、さらには、糖質制限食に対する糖尿病学会の声明をめぐる論争などを中心に述べてきました。

第2章では、人間はなぜ肥満するのか、人間のエネルギー生産のしくみをベースにお話ししていきましょう。

第2章

肥満のメカニズム

人間の太るしくみ

人は、なぜ太るのでしょうか。もし、あなたがいま糖質制限食ダイエットにはげんでいるのなら、このような疑問を持ったことはありませんか。

そして、「食べすぎだから」「肥満遺伝子を持っているから」「社会環境が太るようになっているから」など、さまざまな理由が思い当たることでしょう。

しかし、「1日に消費するカロリー量よりも、摂取するカロリーが多ければ太る」。これは、明快な事実です。日常的な運動不足と食べすぎが長期間続けば、人は必ず太ります。

なかには、甲状腺《こうじょうせん》機能低下症などの病気を背景とした症候性《しょうこうせい》の肥満や、薬物の影響による肥満などもありますが、そのような肥満は、全肥満者のわずか10%程度にとどまります。

いっぽう、「小食なのに、なぜか太ってしまう」という人もたしかにいます。

この場合、自律神経に問題があるのかもしれません。自律神経には、交感《こうかん》神経と副交感神経があり、交感神経は日中の活動期に、副交感神経は夜間の就寝時に優位に働き、体の各機能を調節しています。

交感神経が日中に活発に働けば、エネルギー消費量が増加して太りにくくなるのに対し、副交感神経が優位になるとエネルギーを溜《た》め込みやすくなるというわけです。

また、交感神経は食後の熱合成や余分な脂肪の燃焼にも大きくかかわっているので、交感神経の働きが鈍《にぶ》いと、熱生産が低下して太るともいえます。

このように、交感神経があまり働かずに太る状態を、ルイジアナ州立大学（アメリカ）のブレイ博士は、「モナリザ症候群」と提唱しました（一九九〇年、神戸で行なわれた国際肥満学会）。ブレイ博士は、肥満と糖尿病の世界的権威です。

なお、モナリザとは、博士があきらかにした「肥満者のほとんどは交感神経の働きが低下している。(Most Obesity Known Are Low In Sympathetic Activity.)」の英文の頭《かしら》文字を組み合わせた造語で、レオナルド・ダ・ヴィンチの名画とは関係ありません。

さらに博士は、肥満者のエネルギー摂取量を分析したところ「平均値を上回った人は全体の3割しかいなかった」と発表しています。つまり、交感神経の働きが鈍いと、「食べすぎなくても太る」ということです。

このように太る理由はさまざまですが、やはり多くの人は、摂取エネルギーと消費エネルギーのバランスを崩《くず》し、余ったエネルギーを脂肪として、皮下や内臓の周囲に溜め込んで体重をどんどん増やしているのです。

本章では、糖質を制限すると、なぜ一時的にやせるのか。このメカニズムをひもときます。

その前に、私たちが生きるために必要なエネルギーがどのように産生されるのか、また、余ったエネルギーがどのように脂肪に変えられるのか、そのしくみを見ていきましょう。

人間のエネルギー産生のしくみ

人が活動するためのエネルギー源は、いうまでもなく血液中に血糖として存在するブドウ糖（グルコース）。食事でとった米やパンなどの炭水化物（糖質）は、消化・吸収過程を経《へ》てブドウ糖に分解されると、血流に乗り、全身の細胞に運ばれます。

そして、細胞内のミトコンドリアという器官でエネルギー化されます。さらに、余ったブドウ糖は、肝臓や筋肉内にグリコーゲン（ブドウ糖の集合体）として貯蔵され、必要に応じて分解し、エネルギーとして消費されます。

このしくみが「解糖系回路《かいとうけいかいろ》」です。ただ、食事から得たブドウ糖は3～4時間程度でなくなるうえに、肝臓に蓄《たくわ》えられるグリコーゲンも、肝臓のキャパシティーの問題で約１００g、骨格筋で約３００gしか貯蓄できません。したがって、食事で糖質を補給しない場合は、12～13時間で枯渇《こかつ》してしまいます。

すると、肝臓は、筋肉内のアミノ酸（タンパク質）や、中性脂肪からつくられたグリセロールを原料にブドウ糖を合成します。これが、糖を新たにつくるという意味の「糖新生《とうしんせい》」というしくみです。ただ、糖新生が本格的に動き出すのは、極端な絶食をした時などにかぎられます。

それでは、糖新生が動き出す前のエネルギーは、どこから供給されるのでしょう。

それは、中性脂肪から分解された遊離脂肪酸です。遊離脂肪酸は、血液に乗り、肝臓に運ばれ、ケトン体という物質に合成され、エネルギーとして体内に供給されます。

これが、第三のエネルギー回路といわれる「ケトン体回路」です。

このように、人間のエネルギーは解糖系回路、糖新生、ケトン体回路という三つのしくみ（図表7）により、支えられているのです。

それでは、三つのエネルギー回路により産生されたブドウ糖やケトン体は、どのようにエネルギー化されるのでしょう。

ここで活躍するのが、ミトコンドリアです。ミトコンドリアは、ほぼすべての真核《しんかく》生物（体を構成する細胞のなかに細胞核がある大多数の生物）の細胞質内にあり、生物の活動エネルギーをつくる独自の遺伝子を持つ小器官です。

ミトコンドリア内には、TCA回路（= Tricarboxylic Acid Cycle クエン酸回路）という複雑な、エネルギーをつくるためのメカニズムが存在します。すこし専門的になりますが、説明しましょう。

食物からとったブドウ糖は、消化・吸収過程を経て体の細胞に運ばれます。すると、ブドウ糖は、細胞内でピルビン酸、あるいは乳酸に分解されます。

図表7　体内でエネルギーをつくる三つの回路

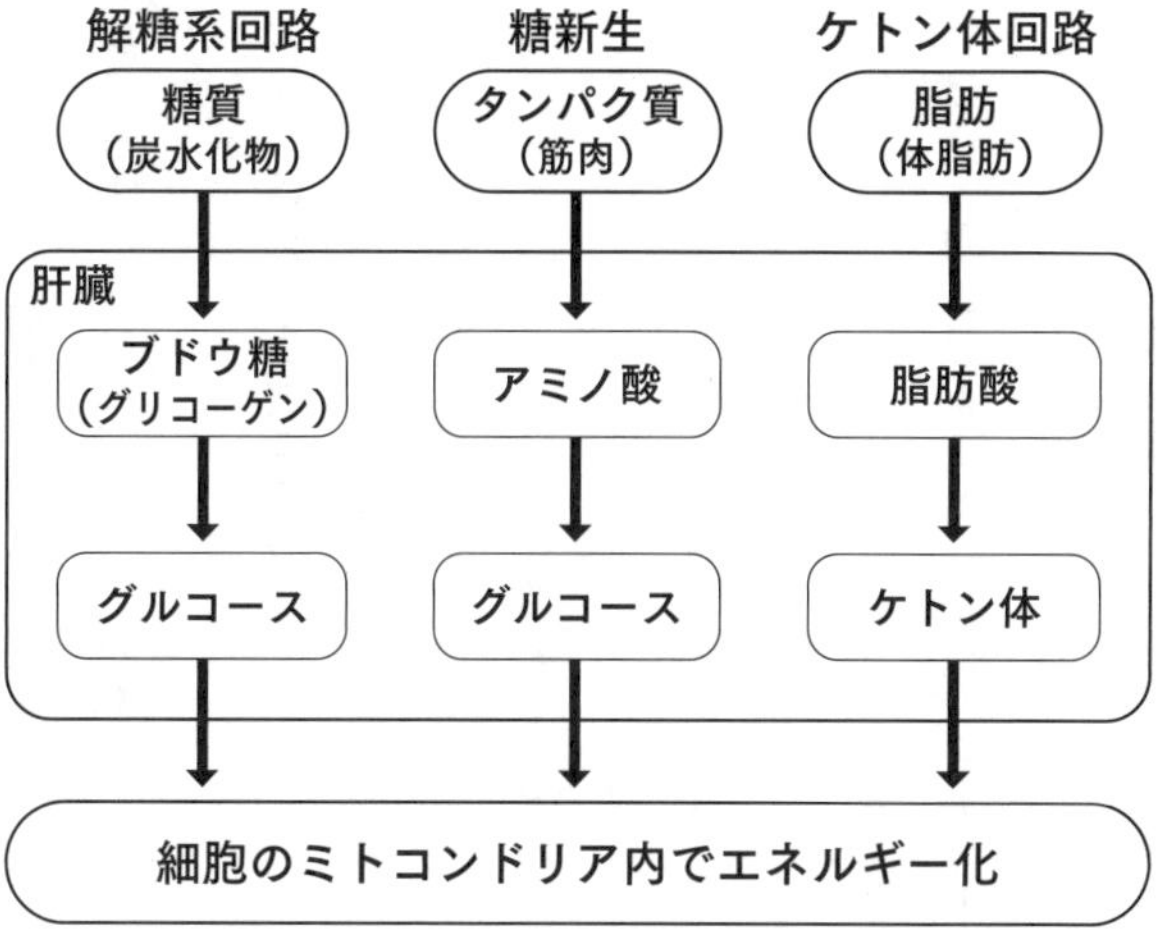

次に、ピルビン酸はミトコンドリア内へ送られ、二酸化炭素を放出し、補《ほ》酵素《こうそ》と結合してアセチルＣｏＡ（活性酢酸《さくさん》）という物質に変換されます。

そして、ＴＣＡ回路に取り込まれたアセチルＣｏＡは、電子伝達系という回路を経て、ＡＴＰ（エネルギー貯蔵物質）を産生します。また、ブドウ糖が細胞内でピルビン酸になる過程でもＡＴＰがつくられます。

これが、人間のエネルギー産生システムの基本的な概念です。

なお、ＴＣＡ回路はクレブス回路ともいわれます。これは、ＴＣＡ回路を解明し、一九五三年にノーベル生理学・医学賞を受賞したドイツの生化学者ハンス・クレブス博士にちなんで名づけられました。

インスリンは肥満を促進する⁉

最近の糖質制限ブームの影響で、糖尿病の患者さんはもちろん、健康な人にもインスリンという言葉が浸透しています。

人間の生命活動にはブドウ糖が不可欠であり、人間の体は、血糖値を上げるグルカゴン、アドレナリン、コルチゾール、成長ホルモンなど複数のホルモンを備えています。しかし、ブドウ糖を体内に取り込み、血糖値を下げるホルモンは、インスリンしかありません。

したがって、インスリンがまったく分泌されなかったり、インスリンの分泌量が少なかったり、働きが弱いと、血糖値を十分下げることができず、糖尿病につながります。このようなインスリンの働きの弱い状態をインスリン抵抗性といいます。

インスリンは、膵臓《すいぞう》のランゲルハンス島のβ細胞から、つねに少量分泌（基礎分泌）

されています。食事で炭水化物をとり、血糖値が上がると、インスリンは追加分泌され、血糖値を下げるように働きます。しかし、それでもブドウ糖が余ると、インスリンの働きにより、脂肪細胞内に中性脂肪として蓄えられます。このため、インスリンは「肥満ホルモン」ともいわれます。インスリン注射の副作用に肥満があるのは、そのためです。

ブドウ糖から脂肪ができるのは、次のプロセスによるものです。

まず、糖質はブドウ糖として体内に取り込まれ、肝臓や筋肉内に蓄積されます。そして、余ったブドウ糖は、アセチルＣｏＡなどの脂肪酸合成酵素や脂肪酸合成系回路の働きによって、遊離脂肪酸に変わり、最終的に中性脂肪として、肝臓や脂肪細胞に蓄えられます。

この脂肪合成を促進しているのが、インスリンです。したがって、インスリンの分泌量が多ければ多いほど（糖質をとればとるほど）、体に蓄積する脂肪が多くなるのです。

このようにいうと、インスリンは肥満を増進させる悪玉ホルモンと誤解されるかもしれませんが、インスリンが脂肪を溜め込むのは飢餓《きが》に備えるため。長い人類の歴史は飢餓との闘いであり、現代の先進国のような飽食の時代など、ほとんど経験したことはありません。インスリンは、いつか来る飢餓に備えて、エネルギーを蓄えているのです。

さらに、インスリンは糖代謝《とうたいしゃ》、抗糖尿病、抗メタボリックシンドロームには不可欠であり、骨格筋におけるタンパク質の合成や、肝臓の糖新生の抑制など多くの生理機能にも関与する重要なホルモンなのです。

ケトン体が注目を浴びた理由

糖質制限食などで極端に糖質が減少すると、人間の生命活動を維持するために、ケトン体回路でケトン体が合成されると説明しました。では、ケトン体はどのように合成されるのでしょう。

体内のブドウ糖が不足すると、脂肪組織のホルモン感受性リパーゼが活性化して、脂肪細胞内に溜め込まれた中性脂肪を分解し、血液中に遊離脂肪酸として放出します。その後、肝臓に運ばれた遊離脂肪酸を肝臓が分解し、ケトン体が合成されます。ケトン体は、水溶性なので、血流に乗って肝臓以外の臓器に運ばれます。そして、臓器の細胞内でケトン体は再びアセチルＣｏＡに戻され、ＴＣＡ回路で代謝され、エネルギーとして利用されます。

ここが糖質制限食を考えるうえで、重要なポイントです。ブドウ糖の唯一の原料である糖質を極端に制限すれば、血糖値の急上昇は抑えられます。さらに、脂肪細胞に蓄えられた中性脂肪はケトン体となり、どんどん消費されていきます。つまり、ケトン体の原料である脂肪が分解されてエネルギーとして消費されるので、体重も減少し、血糖値も上がらない、ということです。

このため、糖質を制限するだけで脂肪が分解される↓ケトン体が増える↓肥満解消につながる↓血糖値が下がる、と糖質制限は一躍《いちやく》脚光を浴びることになったのです。

糖質制限を推奨する先生のなかには、ご自身の尿中ケトン体の数値を公表する人もいます。体のなかに、どの程度ケトン体が増えているか、確認するためです。アセトンとなったケトン体は、もはやエネルギー源として使用されることはなく、尿中に廃棄されます。尿にケトン体があることは、捨てられたエネルギーがあることを意味するのです。

なお、ケトン体とはアセト酢酸、3-ヒドロキシ酪酸、アセトンの総称ですが、ブドウ糖に変わるエネルギー源として用いられるのはアセト酢酸、3-ヒドロキシ酪酸のふたつ。これらが糖質不足になると、骨格筋、心臓、腎臓などの重要なエネルギー源となり、血中濃度が高くなると、脳のエネルギー源としても利用されます。

ケトン体回路が動き出すのは、体内のブドウ糖が枯渇（約13時間）してから、4〜5時間後といわれています。

ケトン体が増えるのは良いことか

糖尿病の患者さんや糖尿病放置者で、自己流で糖質制限食を行なっている人は、低血糖発作や血液を酸性に傾《かたむ》ける「ケトアシドーシス」に十分に注意してください。

ケトン体は、人間のエネルギー維持のために必要なシステムです。これはまちがいありません。しかし、ケトン体が増えると体に悪いと考える医師や、医療関係者も少なくありません。

ケトアシドーシスは、インスリンの分泌量が少なかったり、働きが悪いために発症する2型糖尿病の患者さんにはあまり多くありませんが、インスリンをまったく分泌できない１型糖尿病の患者さんは注意が必要です。１型糖尿病の患者さんがケトアシドーシスに陥ると、死亡率は約50％にも高まります。

また、小児領域の「自家中毒」という病態も、血中のケトン体濃度を上昇させます。多くの内科や代謝科の医師は、尿中ケトン体検査で陽性のデータが出ると、治療が必要だと連想するのが一般的な常識です。

ただし、糖質制限食をすすめる先生方の主張は、

「１型糖尿病や、シックデイ（＝Sick day　体調がすぐれない日）の２型糖尿病の患者さんを除き、インスリンがしっかり分泌されている健康な人に、ケトン体がいくら増えても心配ない」

「人間には、ホメオスタシス（恒常性）という、生体の状態を一定に保つ機能が備わっている。血液もpH７・４の弱アルカリ性に厳密に保たれており、ケトン体が増加し

たからといって、血液が急に酸性になったり、食べものによってアルカリ性に傾いたりするようなことはない」というものです。

しかし、ケトン体について、まだ、あまりわかっていないというのが現状でしょう。最近、ケトン体に関する研究がすこしずつ増えてきたとはいえ、まだ、どのレベルなら安全なのか、危険なのか、その科学的根拠はありません。

次項でお話しするような命にかかわるケトアシドーシスも報告されています。糖質制限食を実践される先生は、ケトン体についても、論文を発表するべきだと思います。

極端な糖質制限をすると……

「ランセット」二〇〇六年三月十八日号に、驚くべきレポートが掲載されました。同誌は、イギリスでもっとも権威と格式のある医学誌で、世界的にもアメリカの「ニューイングランド・ジャーナル・オブ・メディシン」と並び、医学誌の双璧《そうへき》とされます。

このレポートのなかで、レノックス・ヒル病院（アメリカ）のチェン博士らは、二〇〇四年二月に遭遇した症例について詳述しています。

この患者さんは、40歳の白人女性でBMI41・6、強度に肥満しており、呼吸困難を訴えていました。5日前から食欲が低下し、吐き気《はけ》を訴え、1日に4～6回の嘔吐《おうと》があったということです。その後、息切れが悪化し、ついに救急外来に来院したということです。

彼女は、アトキンスダイエットの信奉者《しんぽうしゃ》で、低糖質・高タンパク質の食事療法を厳格に守り、ふだんは肉、チーズ、サラダを食べていたということでした。ビタミン類もアトキンスダイエットで推奨されるサプリメントを忠実にとっていました。

さらに、彼女はオリジナルのアトキンスダイエット本にのっとり、1日に2回尿をチェックし、ケトン体が強陽性であることを確認するという生活を続けた結果、1カ月で約9kgの体重減少に成功していたのです。

彼女は、救急外来では、上腹部に軽い痛みを訴えていました。血液中の成分を調べると、極端な酸性（pH7・19）の状態が認められたものの、血糖値は75㎎／dℓと正常でした。

血液が生命を脅《おびや》かすほど酸性になる理由のひとつに重い糖尿病がありますが、彼女に糖尿病はなく、尿検査でケトン体が出ていることから、ケトン体にともなう酸性状態であることは明白でした。そしてＩＣＵ（集中治療室）に入院となり、ただちに点滴が投与されました。

白血球とリパーゼもやや高かったのですが、入院後３日までには正常となっていました。このことから、軽度の胃腸炎と膵炎も合併していたと考えられます。また、腹部ＣＴでも、膵臓には問題がありませんでした。４日目には、状態が改善し、退院となっています。

血液が激しく酸性に傾くと、ただちに処置を受けないと死亡してしまいますが、まさしく、彼女はそのような状態でした。幸い、救急外来を経て、ＩＣＵに入院でき、点滴を受けたおかげで命拾いをしたというわけです。

さて、血液が極端に酸性になったのは、糖尿病が原因ではないことがわかったのですが、はたして、アトキンスダイエットを遵守したことが問題だったのかどうか、検証が重要となります。

まず、患者さんはお酒を飲む人ではないので、アルコールの影響は排除されます。また、メタノールやエチレングリコールの影響も否定されました。ただ、アセトンと3-ヒドロキシ酪酸の濃度が異常に高くなっており、これが、酸性にした原因であることが突き止められました。正常値では、44㎍／mℓまでのところが、何と、３９０㎍／mℓまで上昇していたというのですから驚きです。

これらは、いわゆるケトン体です。つまり、アトキンスダイエットを厳格に守った結果、体のなかに大量のケトン体がつくられ、死に至らしめるほど、血液が酸性に傾いていたというわけです。

糖質を制限し、飢餓状態になると、ブドウ糖が減少するので、血糖を低下させるインスリンの分泌量は減少します。そして、ブドウ糖の代わりのエネルギー源として脂肪酸からケトン体が合成されます。

彼女の場合、「アトキンスダイエットで、ケトーシス（＝ケトン症。体内のケトン体が異常に増えること）を起こしていたところ、軽い膵炎あるいは胃炎を併発し、さらに食事がとれなくなり、結果的に、重症のケトアシドーシスをきたしたと考えられる」と報告しています（Lancet 2006;367:958）。

そして、レポートの最後に「この種のダイエットが世界的に流行しており、同様の問題が顕在化するのではないか」との疑問を投げかけたのですが、くしくも同年の「ニューイングランド・ジャーナル・オブ・メディシン」にも、アトキンスダイエットにより、ケトアシドーシスを起こした事例が報告されました（N Engl J Med 2006;354:97-98）。

いまのところ、アトキンスダイエットによるケトアシドーシスの事例報告は、この2例だけですが、これをどうとらえるかが問題です。

「アトキンスダイエットは、一九七〇年代から世界的な規模で流行している。数多くの人が実行しているなかのわずか数例なので、気にすることはない」「彼女はケトアシドーシスを起こしやすい体質ではなかったか、調べる必要がある」「私の糖質制限はゆるいので、ケトン体は発生させないからだいじょうぶ」など医師、研究者によって、考えかたはさまざまでしょう。

しかし、わずか2例であっても、私は、死に至る可能性が示された食事法を推奨できません。

また、アトキンスダイエットではありませんが、サウスビーチダイエットと呼ばれる糖質制限食でも、同様の症状が報告されています。

さらに、子どものてんかんを糖質制限食で治療したところ、骨粗鬆症《こつそしょうしょう》が進んだという論文もありますが、その理由ははっきりしないとしているにせよ、成育期の子どもの骨が脆弱《ぜいじゃく》になるのは問題です（Am J Clin Nutr 2008;88:1678-1684）。

「肥満は遺伝する」は本当か

さて、ここまでは、人間のエネルギー産生や、脂肪として蓄積するしくみ、ケトン体の功罪などを見てきました。ここからは、逆にダイエットに関連する身近な話題について話を進めていきましょう。まず、肥満は遺伝するかを考えます。

「肥満遺伝子（倹約《けんやく》遺伝子）」が一九九〇年代に発見されてから、自分の肥満は遺伝のせいだから、と言いわけをする人が多くなりました。私の糖尿病の患者さんのなかにも、「もうすこし、やせたほうがいいと思いますが、父も母も太っているので、やせられないと思います」と嘆《なげ》く人が少なくありません。

たしかに、患者さんのご家族はふくよかな人たちで、メタボリックシンドロームの可能性も強く、来院をお願いしたことがありました。

しかし、いくら親が太っていても、必ず子どもが太るということではありません。一般的には「母親が肥満していれば子どもは70%、父親が肥満なら30%肥満する」といわれていますが、科学的な根拠を持つものではありません。この種の研究は非常に多いのですが、結論はマチマチで、まだはっきりしていないのが現状です。

親が太っていると子どもも太るというのは、その家庭環境に何らかの原因があるからです。たとえば、その患者さんのご家族の食卓には鶏《とり》の唐揚げ、焼き肉、ラーメンなどがよくあがり、スイーツなども頻繁に食べ、さらにポテトチップ、ピザなどを間食でとるそうです。

このような高カロリーの食品を思いのまま食べていれば、カロリーオーバーとなり、肥満してもしかたがありません。それでも、毎日、運動を続けていれば、それほど太ることはないのかもしれませんが、そのご家族に運動習慣はないそうです。

さすがに糖尿病の患者さんは、食事のカロリー量に気を使い、1日15分以上歩いていますが、このような家庭環境で育てば、肥満遺伝子を受け継いでいなくても、高い確率で肥満することは想像に難《かた》くありません。

肥満遺伝子はたしかに存在します。

日本人の3人に1人が、「β3アドレナリン受容体遺伝子多型（ありふれた遺伝子変異）」という肥満遺伝子を持ち、日本人の96％が「PPARγ」という肥満遺伝子を受け継いでいるといわれています。このため、日本人は太りやすい民族だといわれることもありますが、世界的に見れば肥満度は下位になります（図表8）。

たとえ肥満遺伝子を受け継いでも、実際に太るかどうかは、環境因子や生活習慣に起因することが多いのです。

私は、患者さんに無理にやせてくださいとはいいません。私の食事指導は、1日1600㎉のレシピが掲載されたパンフレットを渡し、食べすぎないこと、栄養バランスを良くすることなど簡単で、実行可能な注意だけにとどめています。

アメリカのニューヨーク市では、あまりにも肥満者が多いので、砂糖入り飲料の大型サイズの販売規制を二〇一三年三月から導入する予定でしたが、裁判所に無効と判断され、まだ日の目を見ていません。

しかし、日本でもニューヨーク市のように、肥満の原因を個人に押しつけず、肥満を地域ぐるみで予防するような環境整備を進めることも考えるべきだと思います。

私は、モナリザ症候群が示すように、肥満の原因の多くは交感神経系、もっといえば自律神経の問題ととらえています。

テレビでは、おいしいものがあふれかえり、そのおいしさをタレントの表情からうかがう番組などが流行しています。また、便利なものがどんどん出てきて、運動をしなくてすむ世の中になってきています。〝便利至上主義〟がキャピタリズム（資本主義）の行き着く先といってしまえば、それまでですが、今後は一人ひとりの〝健康至上主義〟へシフトしていくことが求められるのではないでしょうか。

そうした意味で、医師が患者さんに「やせなさい」と連呼するだけでは、かえって自律神経を悪くして、太ってしまう悪循環になりかねません。

図表8 肥満度の国別比較

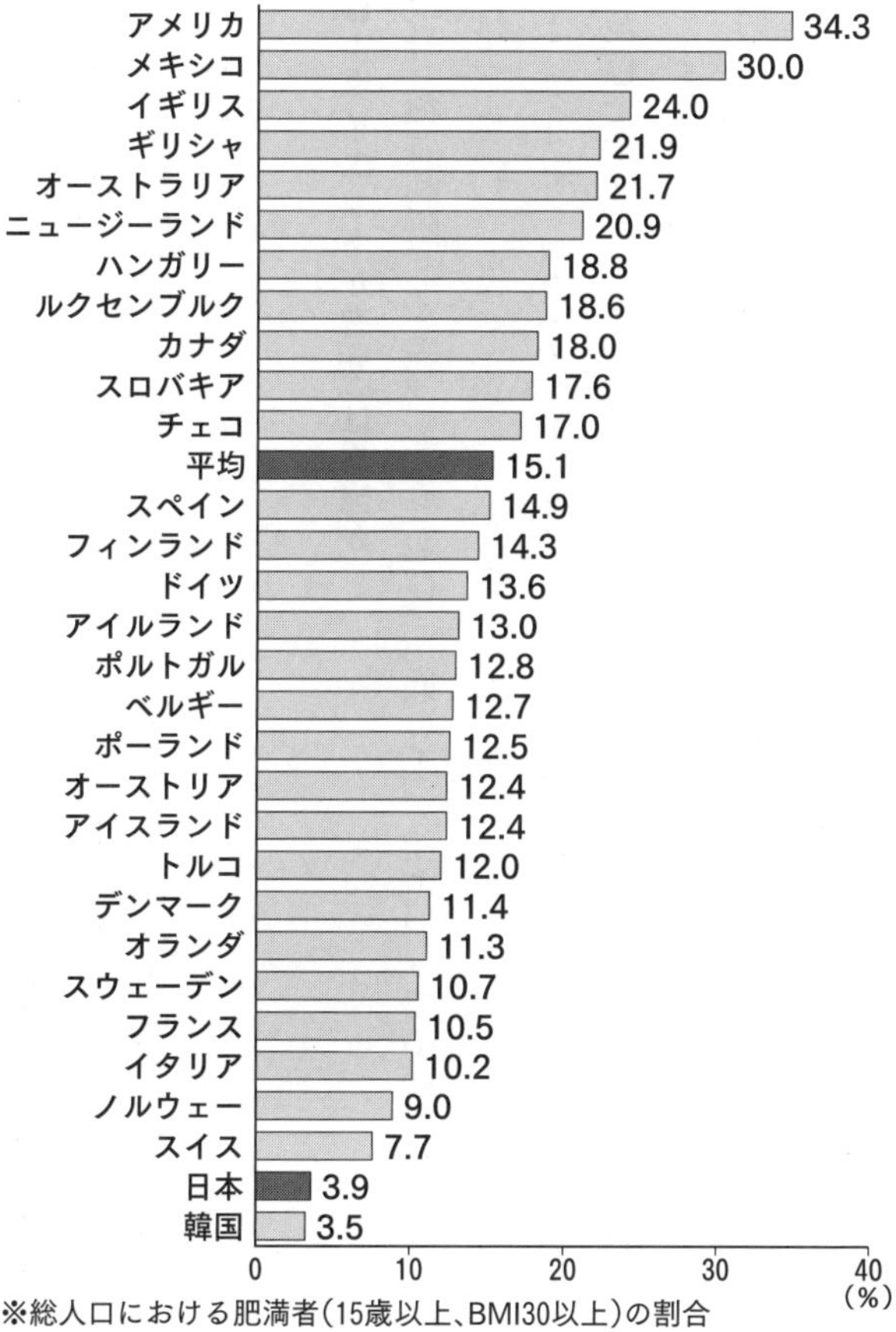

※総人口における肥満者（15歳以上、BMI30以上）の割合
※OECD（経済協力開発機構）加盟国の1999〜2006年の調査

（OECD「Health Data 2008」より）

私は、ウォーキングを趣味としていますが、医師自ら、患者さんに運動の重要性を態度で示すべきでしょう。外来で患者さんから「先生も忙しいなか、運動しているのだから、われわれも何かしなければいけないですね」という言葉を聞くと、とてもうれしく感じます。

「低GI ダイエットが有効」は本当か

最近、糖質制限ダイエット本と並び、「低GIダイエットでやせる」とうたう本を見かけるようになりました。

GI（グリセミック・インデックス）とは、炭水化物が消化され糖に変わる速さを表わす数値です。トロント大学（カナダ）のデヴィット・J・ジェンキンス博士らが、食品による血糖値の上昇の違いを一九八一年に発見、提唱した概念です。

一般的には、糖質50gを摂取した時の血糖値の上昇度合いを、ブドウ糖を100とした場合の相対値で表わし、その高低で食品が食後血糖値にどのような影響を与えるかを示します。簡単にいえば、GIの高い食品は食後血糖値を上げやすく、低い食品は相対的に上げにくいと考えていいでしょう。

低ＧＩダイエットは、ＧＩの低い食品を選んで食べれば、食後血糖値の上昇スピードがゆるやかになるため、インスリンの過剰な分泌が抑制され、脂肪の蓄積を防ぐとされます。しかし、それは本当でしょうか。

低ＧＩ食と他の食事法のダイエット効果を比較した次の三つの臨床試験では、「どのダイエットと比較しても、体重減少の程度は変わらない」というものでした。

ウレヴァール大学病院（ノルウェー）のクレムスダール博士は、低ＧＩ食と低脂肪食に臨床試験参加者を振り分け、1年間観察しましたが、低ＧＩ食で４・０kg、低脂肪食で４・３kgの体重減少が得られたのみでした（Nutr Metab Cardiovasc Dis 2010;20:195-201）。

タフツ大学（アメリカ）のダス博士は1年間、低ＧＩ食と高ＧＩ食を試しましたが、それぞれ体重減少率は７・８％と８・０％で、ダイエット効果に違いはないと報告しています（Am J Clin Nutr 2007;85:1023-1030）。

ペンシルベニア大学（アメリカ）のファブリカトー博士は、２型糖尿病の成人を対象に、低ＧＩ食と低脂肪食を比較したのですが、やはり、差は認められませんでした。

しかし、低ＧＩ食に割り当てられたグループは、血糖コントロールで低脂肪食より良い結果が得られた、と報告しています（Diabetes Res Clin Pract 2011;92:37-45）。

体重という観点から見てみると、低ＧＩ食と低脂肪食では変わりがなく、強《し》いていえば、血糖コントロールで前者がやや良くなるくらいで、いずれの研究も低ＧＩ食のダイエット効果は限定的なものであることを示しています。

いっぽう、ダイエットのための代替食《だいたいしょく》も流行っていますが、そのダイエット効果はかなり健闘しているようです。

ウルム大学（ドイツ）のディシュナイト博士は、1日2回の食事と2回のスナックで、液体のシェイクとミールバーに置き換えて食べさせたところ、同１２００～１５００kcalの食事と比べて、体重が3カ月で効果的に低下したとしています。

具体的には、代替食では7・1kgの減少、通常の低カロリー食では1・3kgの体重減少が認められています。その後、1回の食事と1回のスナックについて、代替食をとり続けると、27カ月後には、10・４kgの体重減少があったそうです（Am J Clin Nutr 1999;69:198-204）。２年以上もの長い期間で体重減少が続き、それが10kg以上におよんでいるのは感嘆できます。

ＵＣＬＡ（＝カリフォルニア大学ロサンゼルス校、アメリカ）のリー博士は、２型糖尿病の患者さんについて、豆由来の代替食と通常のカロリー制限食を検討したところ、12カ月の時点では、代替食は４・４kgの体重減少、カロリー制限食は２・４kgの体重減少が認められました（Eur J Clin Nutr 2005;59:411-418）。

どうやら、代替食はダイエットにはかなり有効なようです。

これらの研究を含む６本の臨床研究のメタアナリシス（独立して行なわれた複数の研究を統合し、解析する研究）では、３カ月と12カ月の段階で、代替食のほうが、通常のカロリー制限食より２・５kg体重が低下するとしています（Int J Obes Relat Metab Disord 2003;27:537-549）。

「運動は体に悪い」は本当か

ダイエットのためにスポーツジムに通ったり、ジョギングをする人が少なくありません。また、二〇一三年の東京マラソンには、3万6000名の市民ランナーが参加するほど、人気を集めています。

しかし、マラソンや激しい運動をすると、膝《しっ》関節を痛めたり、骨に悪影響を与えたり、活性酸素が発生し、がんになるのではないか、と心配する人もいることでしょう。

アメリカの有名なテレビ番組「ジェパディ!」の名物司会者アレックス・トレベックが、「運動して体を壊《こわ》したので、私は絶対に運動はしません」と高らかに宣言したエピソードはあまりにも有名です。

また、『奇蹟のランニング』の著者で、〝ジョギングの教祖〟と呼ばれたジェイムズ・F・フィックスは、52歳という若さでジョギング中に心筋梗塞を起こして亡くなりました。ジョギングの教祖ですら運動中に死ぬのだから、やはり、激しい運動などやめたほうがいいと考えても不思議ではありません。

しかし、運動は健康に良い、長生きをするためには運動が不可欠と考える人もいます。はたして、運動は体に良いのか、悪いのか、本当のところはどうなのでしょう。

この疑問に決定的な回答を与える研究を、スタンフォード大学のジェームス・フライズ名誉教授が二〇〇八年に発表しています。同名誉教授は、「運動を続けることで、死亡前の体の不自由な時間を短縮できる」という仮説をもとに、一九八四年に研究を開始しました。

当時は、激しい運動は高齢者の健康を蝕《むしば》むという考えが支配的でした。カリフォルニアで、50歳以上で1週間に約4時間走る284人のランナーと、156人の非ランナーを集め、21年間、1年ごとに質問表を埋めるアンケート形式で研究は進められました。

研究終了時の参加者の年齢は70〜80歳に達していたため、1週間の平均ランニング時間は76分に落ちていましたが、19年間の統計では、亡くなったランナーはわずか15%だったのに対し、非ランナーは34%にも達していました。

フライズ名誉教授は「ランニングは平均で16年間、体が不自由になる時間を先に延《の》ばすことができる」としています。これを「病的状態の圧縮説」といいます（Arch Intern Med 2008;168:1638-1646)。

この研究であきらかにされたのは、年齢を重ねるごとに、ランナーと非ランナー間の健康状態の差が開いていくことです。もちろん、ランナーの健康状態が良く、非ランナーは悪いのですが、高齢になるほどランナーは、非ランナーに比べて元気な人が多くなっていきました。

さらに、50歳をすぎても、ランニングという激しいスポーツを行なっている人の健康状態が、非常に良いということにも驚かされます。

ですから、スポーツを毛嫌いしないで、ウォーキングやジョギングなどを生活のなかに取り入れてほしいと思います。

「やせているほうが長生き」は本当か

糖尿病やメタボリックシンドロームの急増などを背景に、「太っていると長生きできない」と思っている人もいることでしょう。また、「長生きするために、やせなくては」と、必死にダイエットにはげむ人もいるはずです。

しかし、「やせているより、小太《こぶと》りの人のほうが長生きできる」と厚生労働省の研究があきらかにしました。

その研究は、厚生労働省研究班による大規模調査で、宮城県内の40歳以上の５万人を12年間にわたり、追跡調査したものです。

結果は、次のようなものでした。40歳時点での平均余命は、普通体重（ＢＭＩが18・5以上25未満）の人は男性39・94年、女性47・97年。これに対し、太り気味（同25以上30未満）の人は男性41・64年、女性48・05年。つまり、男女とも、太り気味の人のほうが長生きだったのです。

ただし、肥満（ＢＭＩ30以上）になると、男女とも、普通体重の人よりも短命となります。また、やせている人（ＢＭＩ18・5未満）も男性34・54年、女性41・79年と、太り気味の人に比べて６～７年も命が短くなるのですから問題です。

つまり、ＢＭＩ計算式に当てはめれば、身長１６０㎝の人なら、体重は64㎏くらいあったほうがいいというのが、厚生労働省の見解です。

厚生労働省研究班の別の研究に、体重変化と死亡率との関連性があります（図表9）。これは、全国11の保健所管内に居住する40～69歳の男女約8万人を対象に、中年期5年間における体重変化と死亡率の関連性を10年以上にわたり、追跡調査したものです。

体重変化の値によってグループ分けをしたところ、5kg以上体重が増加した男性は、2・4kg以内の変化の人より1・29倍、同女性は同1・31倍も死亡率が高くなるという結果が出ました。また、5kg以上体重が減少した場合でも、女性が1・7倍、男性が1・43倍と死亡率が高まったのです。

つまり、体重は増えすぎても、減りすぎても、死亡リスクが高まるのですから、とにかくやせればいい、という考えは捨てるべきです。

もし、あなたが健康のために、無理に糖質制限ダイエットなどにはげんでいるなら、すぐにやめたほうがいいでしょう。仮にやせても、死亡リスクを高めたり、余命を短くしたのでは、元も子もありません。

図表9 中年期の体重変化と死亡率

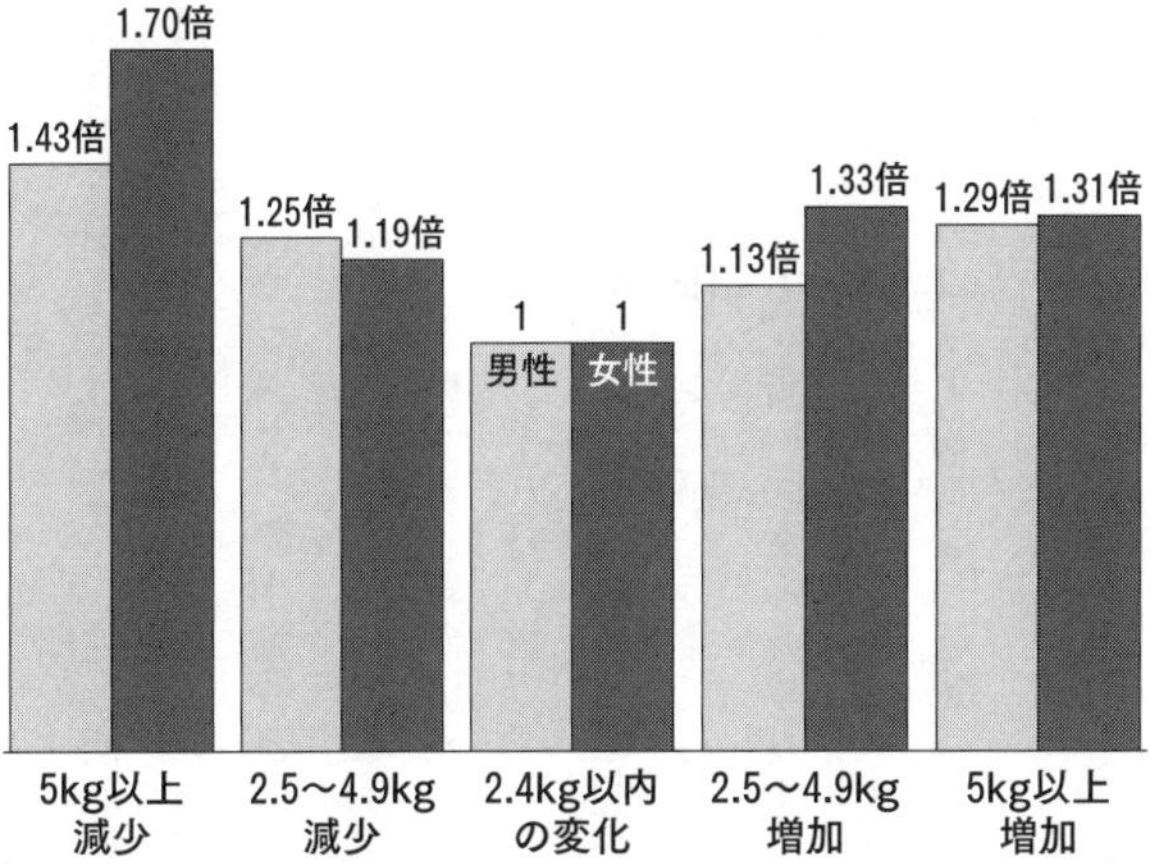

（厚生労働省研究班「多目的コホート研究（JPHC）」より）

「カロリー制限すれば長生き」は本当か

「カロリーを制限すると、ダイエット効果が高まるだけではなく、寿命も延びる」と、まことしやかに雑誌などで語られているものを見かけます。

たしかに、マウスやショウジョウバエのような小動物を使った実験では、カロリー制限が寿命を30％も延ばすことが知られています。人間の寿命（平均80歳）に換算すると、24年も寿命が延びるというわけです。

暴論ともいえますが、この考えを疑うことは、長い間、科学界にはありませんでした。

二〇〇九年に報告されたアカゲザルを使った実験でも、カロリー制限を行なうと、健康寿命が長引くだけでなく、免疫《めんえき》機能を上げたり、運動協調性を良くしたり、筋肉量が減少するのを予防するとされています（Science 2009;325:201-204）。

アカゲザルはマウスなどの小動物とは違い、人間に近いため、カロリー制限で長生きできるのは人間にも当てはまるのではないか、カロリーの摂取量を落とせば健康的に長生きできる、というムードが広がりました。

ところが、二〇一二年八月、世界最大の老化研究所であるアメリカ国立老化研究所からの報告は、先の報告とは異なり、「若いアカゲザルや年寄りのアカゲザルに、カロリーを30％制限した食事を与えても、まったく生存率は変わらなかった」という内容でした。しかも、若い頃からカロリー制限をさせたサルは、やせているにもかかわらず、糖尿病になった個体が2頭もいたというのです（Nature 2012;489:318-321）。

それなら、カロリー制限など意味はないし、糖尿病になりたくなかったらやせなさい、もまちがいかもしれません。

どうして、こんなことになったのか。論文には「その理由は現在、研究中です」と書いてありますが、いずれにしても、カロリー制限が寿命を延ばすという説は、疑わざるをえません。

私は、糖尿病治療には、カロリー制限よりも運動を取り入れたほうが効果はあると考えています。たとえば男性の場合、1日の摂取カロリー量を無理に1600kcal以下に落とすことを強要しません。参考までに、1600kcalを明示したパンフレットを渡すにとどめています。

この研究は、イギリスの「ネイチャー」誌に掲載されました。この雑誌は、世界最高峰の科学誌ですが、レター（短報）という格落《かくお》ちした部分に、わずかに5ページ掲載されただけでした。おそらく、研究結果が、この論文を審査した先生たちの期待にそぐわなかったのでしょう。

ただ、論文掲載という立場から見れば、「ニューヨーク・タイムズ」など多くのメジャーな新聞にも取り上げられ、世界中で話題になったのですから、意義は大きかったといえます。

ちなみに、アカゲザルの平均寿命は27歳程度で、最高齢は40歳まで生きるそうです。今回の研究では、この平均寿命を超えて、みんな長生きしています。したがって、「重要なのはカロリー制限ではなく、きちんとした食事」「寿命で重要なのは、遺伝的な要因ではない」という、月並《つきな》みな結論になったのです。

しかし、なぜ二〇〇九年の実験と異なる結果になったのでしょう。実は、食事に大きな秘密があるのです。

二〇〇九年の実験は、カロリー制限により寿命が延びたというのですが、カロリー制限を受けたサルと比較したサルには、食べたいだけ食べさせていたのです。これでは、公正性に欠ける信頼性の薄い実験といわざるをえないでしょう。

二〇一二年の実験は、30％のカロリー制限を受けたサルと比較したサルに、通常のカロリー量よりもわずかに少なめの食事を与えています。

つまり、最初の実験では、カロリー制限を受けないサルは食べたいだけ食べていたわけですから、重症のメタボリックシンドロームを引き起こし、さまざまな病気にかかり、死亡率が上昇して当然なのに、比較したサルは長生きしたからカロリー制限は有効だというのです。

この研究の意義は、太ったら短命になるということだけでしょう。二〇一二年の実験にもとづけば、体重が増えない程度にしっかり食べる、体重が落ちるまでカロリー制限はしないことが大切だと私は受け止めています。

極端なカロリー制限は、リスクと利益の観点からすすめられないととらえるべきです。やはり、食事は自然にとり、カロリー制限もきつくしないほうがいいのです。

第3章

糖質制限が病気をつくる

アメリカ心臓協会からの警告

長期的な糖質制限は心血管病のリスクを高める——。これは、最近の研究論文を引用しながら、第1章で説明しました。

アメリカでは、すでに二〇〇一年という早い段階で、高タンパク質食の危険性について発表されていました。アメリカ心臓協会が、同協会から刊行されている、国際的に評価の高い医学誌「サーキュレーション」のなかで、「今日《こんにち》あまりにもポピュラーとなった低糖質・高タンパク質食について反対を表明し、強い警告を発する」と公表したのです。

同協会は、「高タンパク質食は、健康に良いとされる必須栄養素を含む食物を過度に制限し、栄養学的に見て必要とされる基準を十分に満たすことができない」とし、「高タンパク質食は、長期的に見れば体重減少をもたらさないし、こうした食事療法をしている人たちは、ビタミンやミネラルを十分に摂取できず、結果として心臓、腎臓、骨、肝臓に由々《ゆゆ》しき問題をかかえることになる」と強調しています。

ここでいう高タンパク質食とはアトキンスダイエット（糖質制限食）、プロテインパワーダイエット（低炭水化物・高タンパク質食）、シュガーバスターズダイエット（低インスリンダイエット）を指し、数十年にわたって流行《はや》り廃《すた》りはあったものの、いずれも人気を博《はく》してきました。

しかし同協会は、「科学的な意味では、実証性にとぼしいといえる」としたうえで、「高タンパク質食を推奨する人たちのなかには、アメリカ心臓協会が事実をゆがめ、国民を欺《あざむ》く行為をしているとすら感じても、無理からぬことと考える」と、高タンパク質食ダイエットを行なっている人たちに一定の配慮を示しています（Circulation 2001;104:1869-1874）。

アメリカ人の半分以上が体重増加で悩んでいる現在、すこしでも体重を減らすために、どんな方法にでも飛びつきたいというのが人情でしょう。

しかし、高タンパク質食があまりに人気を博してきたということもあり、アメリカ心臓協会としては、アメリカ人を死に至らしめるトップキラーである「心臓病、がん、糖尿病などの慢性疾患《まんせいしっかん》のリスクを増大させるかもしれない」と強調したのです。

体重を減らすためには、日常活動のなかで、消費エネルギー量に対し、摂取エネルギー量の比率を小さくすることがもっとも大切なのはあきらかです。

ですから、アメリカ心臓協会としては、炭水化物が多く、タンパク質がほどほどに含まれ、脂肪分の少ない食事をすすめることにしたのです。これは、体重を減らし、心臓病のリスクを最小限にするために、とても大切なことだと思います。

ステーキと糖質制限食で、糖尿病になる⁉

「糖尿病にならないために」「血糖値を安定させるために」と、糖質制限にはげむ人も多いでしょう。糖質制限食は、糖質さえ制限すれば、肉類はいくら食べてもかまわないとされています。

しかし、「必死に糖質を制限し、ステーキばかり食べていると、糖尿病にかかる可能性が高まる」という驚きの研究報告を紹介しましょう。

二〇一一年、ハーバード大学のデコニング博士らは、「糖質制限食による男性の2型糖尿病の危険性」と題する論文を発表しました。

この研究は、医療従事者フォローアップ研究の一環として行なわれた前向きコホート研究で、2型糖尿病、心血管病、がんのない4万4475人を対象に、①高総タンパク質・脂質食、②高動物性タンパク質・脂質食、③高植物性タンパク質・脂質食の三つのグループに分け、20年間にわたり追跡調査したものです。

論文によると、調査期間中、2689人が2型糖尿病を発症しました。この人たちを年齢、喫煙《きつえん》歴、運動量、コーヒー摂取量、アルコール摂取量、2型糖尿病の家族歴、総摂取カロリー量、BMIなどの因子で補正した結果、動物性タンパク質と脂質が高い食事は、2型糖尿病の発症率を37％高めると報告されました。

糖尿病が増える理由は、赤肉（牛、豚の赤身肉）と加工肉（ハム、ベーコン、ソーセージなど）の摂取にともなうものと推察しています（Am J Clin Nutr 2011;93:844-850）。

高動物性タンパク質・脂質食では、相対的に糖質の摂取量が減少します。私は、糖質摂取量が低下すると、糖尿病の発症率が高まるとは思いませんが、そこに肉類などの食べすぎが重なれば、糖尿病にかかりやすくなると考えます。

糖尿病予防や治療のために、糖質制限を行なっている人には、信じられない結論でしょうが、前向きコホート研究は、医学・研究界では高く評価されており、無視することはできません。

糖質制限をすすめる書籍や雑誌、あるいは糖質制限食を糖尿病治療に導入する医師のなかには、「糖質さえとらなければ、肉は食べ放題」「カロリーを気にすることなく食事がとれる」と説明する人が多いのですが、この研究はまさに「糖質制限食でステーキばかり食べていれば、糖尿病のリスクが高くなる」と警告しています。

さて、あなたはいかがですか。まさか、1日3食肉ばかり食べている人は少ないと思いますが、このような偏《かたよ》った食生活が体にさまざまな弊害をもたらし、多くの病気につながることはあきらかです。

なお、この研究は男性を対象にしたものですが、女性ももちろん用心したほうがいいでしょう。

肉を食べすぎると、心臓病になる

前項では、肉を食べすぎると糖尿病になる可能性が高まる、と説明しました。ここからは、肉を食べすぎると心臓病を引き起こす可能性についてお話しします。

なぜ、ステーキなど肉類を食べすぎると、心臓病リスクが高まるのでしょう。もちろん、肉類に大量に含まれる動物性の脂肪分のせいだと思われるかもしれません。しかし、最新の研究で、これまで思いもつかない成分が発見されました。

「ニューヨーク・タイムズ」二〇一三年四月七日付によれば、クリーブランドクリニック財団ラーナー研究所（アメリカ）のスタンリー・ヘーゼン博士らが、なぜ肉を食べると心臓病を引き起こすのか、その謎を解き明かしたというのです。

ヘーゼン博士らによると、脂肪分による心臓病の発症リスクはきわめて少なく、自分たちが発見した〝新しい成分〟の関与がきわめて大きいというのです。その新しい成分とは、赤肉を食べたあと、腸内に生息する細菌によって消化後に分泌される成分で、これまでほとんど研究がなされていないものだそうです。そして、それが肝臓に入ると、TMAO（トリメチルアミン-N-オキシド）と呼ばれる物質に変化し、これが心臓病に悪影響を与えるというのです。

実験では、ステーキを食べると、2時間以内に血液のTMAOレベルが急激に上昇することがわかりました。ところが、菜食主義者がステーキを食べても、ほとんど上がりません。どうやら菜食主義者には、ＴＭＡＯをつくる腸内細菌が存在しないようなのです。さらに、肉食主義者は、カルニチンの錠剤を飲むと、ＴＭＡＯがつくられることもわかっています。

クリーブランドクリニックには、心臓病のリスクをかかえた1万人もの患者さんが来院します。最初の来院から3年以内に心臓病で亡くなった人から得たサンプルから、血液中の小さな分子を見つけ、心臓発作や死亡と関連のあるものを探しました。その後の数々の追加実験から、カルニチンが重要だということを見出したのです。

カルニチンは、「カルニボア（肉食者）」の語源となったラテン語「カルニス」から名づけられた、脂質代謝に関与する成分です。魚、鶏肉、乳製品にも少量含まれますが、赤肉に多く含まれています。

研究によれば、カルニチンそのものは危険な成分ではありません。しかし、腸内細菌で代謝を受けると、最終的にＴＭＡＯという危険な物質に変化するのです。

そこで、すべての腸内細菌を洗い流すほど大量の抗生物質《こうせいぶっしつ》を投与したあと、ステーキを食べてもらうと、カルニチンの錠剤を飲んでも、ＴＭＡＯはまったく血中に認められませんでした。これによって、腸内細菌が重要な役割をしていることが示されたのです(Nat Med 2013.doi:10.1038/nm.3145)。

腸内細菌は、カルニチンをエネルギーとして使っているようです。へーゼン博士は、カルニチンの含まれる栄養ドリンクをとても心配しています。なぜなら、カルニチンは脂肪の代謝を上げ、エネルギーレベルを上げるので、ドリンク剤に配合されることが多いのです。

また、コロラド大学(アメリカ)のエッケル博士は、ボディービルダーが筋肉をつくる目的で、カルニチンをとることが多いことを心配しています。

ハーバード大学の心臓病予防学教授ザックス博士をして、「この研究は疑いの余地がないね。まあ、びっくりといったところだ」と、いわしめています。

ただ、へーゼン博士は「必ずしも、赤肉はすべてだめだといっているわけではない」としています。

ペンシルベニア大学の心臓病学者ダニエル・レーダー博士は、「マウスの研究と人間の研究をみごとに組み合わせたすばらしい研究」と称賛、「今後は、たとえば腸にいる細菌を死滅させるような抗生物質を使って、心臓病を治療する可能性が広がった」と、しています。

もちろん、まだ疑問も残っています。血液中のＴＭＡＯを低下させれば心臓発作が減るのか、血液中のＴＭＡＯと心臓発作のリスクの関係は本当に相関するのか、ＴＭＡＯをつくるのにどの細菌が重要なのか、などを検証しなければなりません。

ヘーゼン博士は、この研究結果が出るまでは、12オンス（約３４０ｇ）の肉を１週間に数回食べていましたが、現在は４〜６オンス（約１１３〜１７０ｇ）の肉を２週間に１回にしたそうです。

糖質制限食で、赤肉をいくら食べてもだいじょうぶというのは、やはり行きすぎだと思います。

ハム、ベーコン、ソーセージは死亡率を高める

いっぽう、「ハム、ベーコン、ソーセージなどの加工肉が死亡率を高める」というチューリッヒ大学（スイス）の報告が二〇一三年三月、イギリスの医学誌「ＢＭＣメ

ディシン」電子版に掲載されました。

これは、第1章で紹介した「がんと栄養に関するヨーロッパ前向きコホート研究（ＥＰＩＣ）」のうちのひとつで、赤身肉（牛、豚、羊、馬、ヤギなど）、白身肉（鶏《にわとり》、鴨《かも》、七面鳥、アヒル、ウサギなど）、加工肉（ハム、ベーコン、ソーセージなど）の摂取量と死亡率の関係を一九九二〜二〇〇〇年にかけて調査しました。

調査はがん、脳卒中、心筋梗塞の病歴がなく、食事、喫煙、身体活動、ＢＭＩの情報がある、ヨーロッパ10カ国の健康な35〜69歳の男女44万８５６８人もの人々を対象とする大規模なものでした。

同研究は、二〇〇九年六月の段階で、２万６３４４人が心血管病、がん、その他の病気で死亡と報告しています。

そして、赤身肉と加工肉をそれぞれ１日10〜19・９ｇ食べるグループを基準にすると、赤身肉を１日１６０ｇ以上食べるグループの死亡リスクは１・14倍に増加。加工肉を１日１６０ｇ以上食べるグループは同１・44倍。さらに、加工肉の摂取量が１日50ｇ増加するごとに、死亡リスクは18％上昇するとされました。

ただ、測定誤差を加味すると、「加工肉だけが全死亡率と相関しており、死亡率を1・18倍に増加させるが、加工肉の消費を1日20g以下にすると、死亡率を3・3%軽減できる」としています。

加工肉が死亡率を高める理由について、「加工肉は塩、化学調味料を加えているうえ、赤身肉より飽和脂肪酸やコレステロールの値が高い。赤身肉の脂身《あぶらみ》は、調理の際に取り除かれることが多いが、ソーセージなど加工肉の脂身は50%以上あることも珍しくない」と、塩分、脂質、化学調味料の影響を指摘しています。

また、「赤身肉や加工肉の摂取量が多いグループは、野菜や果物の摂取が少なく、喫煙者や元喫煙者が多い。食生活や生活習慣の悪化も見られる」と報告しています(BMC Med 2013;11:63)。

それでは、1日20gの加工肉とは、具体的にどの程度の量でしょう。たとえば、標準的なスライスハム1枚あたりの重量は約10〜12g、ウインナー1本は同15g。つまり、ハムエッグやサンドイッチなどではハムを2枚程度、ビールのつまみのウインナーも2本弱にしておけば、死亡率が軽減できるということです。

しかし、それでは物足りないという人がほとんどでしょうし、私もそう思います。したがって、それほど神経質に考えることはありませんが、「加工肉は食べすぎないほうがいい」という意識だけは持っていてください。

特に、処理肉などで小腹を満たすことが多いと思われる糖質制限食実践者は、ご注意ください。

糖質制限で、がんになる

心臓病、脳卒中とともに、日本人の三大死因に挙げられるがん（悪性新生物）。

厚生労働省の二〇一一年の発表（人口動態統計の概況）によれば、二〇一〇年中に胃がん、肺がん、大腸がん、乳がんなどで亡くなられた日本人は35万人以上で、ここ30～40年で急増しています。

このため、がんを予防する食習慣や生活習慣を身につけるよう、厚労省をはじめとする公的機関は、さかんにPRしています。ただ、がんを予防すると思われた習慣が、逆にがんを発生させるという研究もあり、私たち医師を驚かせることも少なくありません。

たとえば、「細胞外の糖の濃度が低いと、がんが発生する」という報告もそのひとつです。これは、糖質制限とがん発症の関連性を解明した特筆すべき研究で、二〇〇九年、ジョンズ・ホプキンス大学の教授ボーゲルシュタイン博士らにより、「サイエンス」誌に発表されました（Science 2009;325:1555-1559）。

ボーゲルシュタイン博士は、大腸がんのほぼすべての遺伝子を発見し、発がんのメカニズムをあきらかにした人で、ノーベル賞を取るのではないか、といわれている世界的権威です。

糖質制限とがん発症の関係は、二〇一一年にがん専門誌「キャンサーリサーチ」に掲載されたマウスを使った実験（Cancer Res 2011;71:4484）に代表されるように、「糖質制限は、がん細胞の成長を抑制する」とされています。

また、「がん細胞は、グルコースから代謝された乳酸を栄養にして増殖する」ことから、患者さんに甘い食べものを控えさせる医師や、「糖質制限は、がんの発症に大きくかかわる高インスリン血症《けつしよう》（血液中のインスリン濃度が高くなる状態）を改善するので、がん予防に効果がある」として、糖質制限食を推奨する医師もいます。

実際、糖尿病の患者さんにがんが発症する確率は高いので、「がん細胞を封じ込めるには、糖質を制限したほうがよい」と主張されているのです。

しかし、がんは、血液の糖分が少ない環境でもどんどん増殖を続けます。したがって、がんが発生してから糖分を控えても、どれだけ進行を抑制する効果があるか、議論の多いところです。これに対し、ボーゲルシュタイン博士の研究は、がんが発生する以前の環境因子に対する革新的な報告です。

がんは、たったひとつの細胞の遺伝子変異によって発生します。そして、20年以上の長い年月をかけて増殖、やがて宿主《やどぬし》の生命を奪い、自らも死に絶えます。がんの発生、つまり、遺伝子変異をうながす環境因子を精査した研究は、残念ながら少ないのが現状です。

なぜ、がんは発生するか、という問題について同博士は、「低血糖が、がんを発生させる」と、ひとつの結論を導きました。

ＫＲＡＳ、あるいはＢＲＡＦと呼ばれる発がん遺伝子が変異（がん化）する時、Ｇ

LUT1（＝グルコース輸送体。グルコースの分子を細胞内に取り込むために必要な膜輸《まくゆ》送《そう》タンパク質）と呼ばれる遺伝子の発現が増えることを発見したのです。

そして、「GLUT1がより多く発現した細胞は、細胞内へのグルコースの取り込み量が増え、細胞外の糖質が低い状態でも生存し、そのうちの4%にKRASの遺伝子変異が認められた。これに対し、KRASに変異のない正常細胞はほとんど死滅する」というのです。細胞外の糖質が低い状態とは、低血糖状態と考えてもかまいません。

つまり、「血糖値が低いと、GLUT1の発現量の多い細胞だけが生き残り、そのなかの4%が、がん化する」ということです。

また、「がん細胞がグルコースから乳酸を代謝し、エネルギーを得る過程をブロックする3-ブロモピルビン酸（解糖系阻害剤《そがいざい》）を用いると、KRASやBRAFに変異のある細胞の増殖を抑制する」としています。

このことも、細胞外の糖の濃度を下げると、細胞のがん化をうながすことを示唆《しさ》しています。

現在、糖質制限を実践されている人のなかには、糖尿病の人も少なくないと思います。これらの研究は、糖質制限による厳格な血糖管理が、がんを発症させる可能性についても考えなくてはならないことを教えてくれます。

糖質制限で、うつ病になる

眠れない、食欲がない、１日中気分がふさいでいる、何をしても楽しめない……。もし、あなたもこのような症状に思い当たるなら、うつ病かもしれません。

日本には現在、うつ病（双極性障害《そうきょくせいしょうがい》を含む）の人が95万８０００人もいるとされ（厚生労働省「二〇一一年患者調査」）、大きな社会問題になっています。

うつ病は対人関係、夫婦関係、仕事の悩み、身内の死などで心に大きなストレスをかかえると、脳内神経細胞間の情報伝達量が不足したり、脳内神経伝達物質のセロトニンやノルアドレナリンが減少して、発症するといわれています。

セロトニンは、主に魚類、肉類など動物性のタンパク質から分解されるトリプトファンという必須アミノ酸と、ビタミンB_6、ナイアシン、マグネシウムなどの微量栄養素から合成されます。

このセロトニン不足に糖質制限が大きくかかわっているのです。このようにいうと、「糖質制限をしている人は肉類を多く食べます。したがって、セロトニンの原料であるトリプトファンも十分補っているはずなのに、なぜセロトニンが不足するの」と、疑問がわいてきませんか。

実は、炭水化物はセロトニン産生に大きくかかわり、トリプトファンを他のアミノ酸よりも増大させる作用があるのです。

たしかに、タンパク質を多くとる糖質制限食では、トリプトファンの摂取量が増えるのですが、糖質を制限すると、トリプトファンを合成する働きが低下してしまうのです。

一九九八年、オランダのマルクス博士らは、「糖質が多くタンパク質の少ない食事は、糖質制限食に比較して、トリプトファンとその他のアミノ酸の比率が高くなる」と証明しました。

そして実験により、「ストレスを与えた場合、糖質制限食でタンパク質が多い食事は、うつ状態、活力の低下、コルチゾール（ストレスホルモン）の上昇などが認められるが、糖質の多い食事ではそのような作用はなかった」としています（Appetite 1998;31:49-65)。

つまり、トリプトファンを多く含むタンパク質をいくら食べても、糖質をとらなければうつ病になりやすい、ごはんの代わりにいくらステーキを食べてもセロトニンは不足する、ということです。

糖尿病になるとうつ病になりやすい、あるいは逆にうつ病の人は糖尿病になりやすい、といわれています。

この関係はまだはっきりしていませんが、うつ病は前述のとおり、ストレスが脳内神経や脳内神経物質にダメージを与え、発症します。糖尿病も、ストレスによって血糖値が上がり、発症するケースがあるので、うつ病と糖尿病の相関性は強いと考えられます。

糖質制限が糖尿病を増やし、うつ病の発症にもかかわっていることがあきらかになった現在、糖質を制限する意義を見出しにくいと思うのですが、いかがでしょうか。

糖質制限で、認知症になる

急速な高齢化の進展とともに、認知症にかかる高齢者が増加しています。二〇一二年八月の厚生労働省の推計によれば、介護が必要な認知症の患者さんは300万人を超え、二〇〇二年の149万人から倍増しています。65歳以上の10人に1人が認知症を患《わずら》っているという計算です。そして、今後も増加傾向が続き、12年後の二〇二五年には470万人に増加するというのですから、おだやかな話ではありません。

、糖尿病が認知症の発症に深くかかわっていることが、最近のさまざまな研究でわかってきました。なかでも、もっとも説得力を持っているのは、二〇一一年九月に九州大学の清原裕《ゆたか》教授らが発表した「久山町《ひさやま》研究」です。

この研究は、一九六一年から福岡県糟屋《かすや》郡久山町の住民を対象に、九州大学が行なっている疫学《えきがく》調査で、脳卒中、心血管病、糖尿病、がんなど多くの病気の発症にどのような生活因子が関与しているかを追跡調査したものです。

上の高齢者を対象に、認知機能の調査が始

まりましたが、二〇一一年に発表されたのは一九八八年に健康診断を受けた人たちの二〇〇三年までの血糖値と認知症に関する調査結果です。

対象は、糖尿病の診断方法のひとつである経口《けいこう》ブドウ糖負荷《ふか》試験を受けた60歳以上の人たちから、すでに認知症を発症していたり、インスリン治療を受けている人を除き、調査が継続できた１０１７人（男性４３７人、女性５８０人）。調査期間中に認知症を発症したのは２３２人（男性79人、女性１５３人）で、女性に多く発症する傾向が認められました。

そして、経口ブドウ糖負荷試験で正常だった人に比べて、糖尿病と診断された人の認知症は、アルツハイマー病、血管性認知症を含めて高率で発症していました。統計に影響を与える因子（年齢、性別、体重、喫煙、飲酒、総コレステロール、教育、運動、過去の脳卒中歴）を補正すると、糖尿病はあきらかに認知症を74％増やすことがわかりました。

さらに、糖尿病予備軍（耐糖能《たいとうのう》異常）と糖尿病を合算させたグループは、認知症を46％、アルツハイマー病を73％も増やしていました。これらのことから、糖尿病や耐糖能異常が認知症を引き起こす原因と確定されたのです（Neurology 2011;77:1126-1134）。

それではなぜ、糖尿病が認知症を引き起こすのでしょう。そこには、低血糖が深くかかわっています。

二〇一一年に発表された、西ロサンゼルス在郷軍人メディカルセンター（アメリカ）のフェイル博士らの研究では、糖尿病と認知症について、興味深い事実を伝えています。この研究は、65歳以上の糖尿病の高齢者（退役軍人）49万7000人について、認知症と低血糖の関係を精査した大規模な調査です。

それによると、認知症や認知機能の低下は65〜74歳が13・1％、75歳以上が24・2％に認められました。そして、認知症になった人の26・5％に低血糖が認められたのに対し、認知機能が正常な人では同14％。統計に影響を与える因子を差し引くと、低血糖が認知症につながるリスクは72％に増加したとされました。

フェイル博士は、低血糖にしない糖尿病治療を求め、「特に、65〜74歳の人たちのHbA1cは例外なく8・0％以下のコントロールを目指すべきだ」と報告しています（J Am Geriatr Soc 2011;59:2263-2272）。

ここでも、ゆるやかな血糖コントロールがすすめられています。インスリン治療であれ、糖質制限であれ、厳格な血糖コントロールを行なえば低血糖となり、認知症にかかる可能性があると考えたほうがいいでしょう。

糖質制限で、骨粗鬆症《こつそしょうしょう》になる

糖質を制限すると、微量栄養素不足に陥ると第1章で説明しました。ここでは、微量栄養素と関係の深い骨粗鬆症について、お話しします。

骨粗鬆症とは、わかりやすくいえば「骨の内部がスカスカになって、体の重みで背骨がつぶれたり、骨折したり、背中が曲《ま》がり、姿勢が悪くなる病気」です。高齢者が寝たきりになる原因の多くは、骨粗鬆症にともなう骨折によるものです。

日本では現在、約１０００万人の患者さんがいます。発症数は、圧倒的に更年期《こうねんき》を過ぎた女性に多く、60歳代では2人に1人、70歳以上は10人に7人が骨粗鬆症にかかっているといわれています。これは、女性ホルモン（エストロゲン）が骨の新陳代謝《しんちんたいしゃ》にかかわっているからです。

骨は毎日、古い部分を溶《と》かし（骨吸収《こつきゅうしゅう》）、新たな骨（骨形成《こつけいせい》）で補っていますが、閉経《へいけい》により、エストロゲンの分泌量が減少したり、まったく分泌されなくなると、骨吸収に骨形成が追いつかなくなり、骨がもろくなるのです。

これ以外の原因に、遺伝、偏食《へんしょく》、極端なダイエット、喫煙、過度の飲酒、運動不足などが考えられています。骨粗鬆症の発症に、偏食や極端なダイエットが影響しているということは、栄養バランスの悪い糖質制限食も、発症原因になりうると考えられるのではないでしょうか。

科学的に見てみましょう。オーストラリアのビルスボロー博士らが二〇〇三年に報告した「糖質制限食、短期、長期での健康被害について」という研究の結論は、「糖質制限食は、骨粗鬆症ならびに不整脈、心筋機能の低下、突然死、腎臓機能の低下、がんの増加について懸念される」としています（Asia Pac J Clin Nutr 2003;12:396-404）。

さらに、糖質制限が骨粗鬆症を引き起こすメカニズムについて解説しているのが、

第1章で説明したフリゴレット博士らの「糖質制限・愛するのか憎むのか」という論文です。

糖質制限食では、相対的にタンパク質の摂取量が増加します。しかし、1日のタンパク質摂取量が5g以上になると、タンパク質にカルシウムが結合し、腎臓からのカルシウム排泄《はいせつ》量が増加します。また、タンパク質の摂取量が増えると、硫酸《りゅうさん》とリン酸が増えるので、尿の酸化が進み、尿のカルシウム排泄量が増加し、骨からのカルシウムの放出がうながされるのです。

これらのことから、フリゴレット博士は、「糖質制限食で高タンパク質食の場合、やがて骨粗鬆症となり、かつ腎臓疾患が増えることが想定される」と結《むす》んでいます。

最近、若い女性の骨粗鬆症も問題になり始めています。若い女性はもちろん、更年期前後の女性にも、糖質制限食ダイエットはおすすめできないということです。

糖質制限で、心臓病、脳卒中になる

「長期的に糖質を制限していると、心筋梗塞や脳卒中などの心血管病にかかる確率が高まることが統計的にあきらかになった」

現在、糖質制限を行なっている人には大変ショッキングな報告が、二〇一二年六月、イギリス医師会雑誌「ＢＭＪ」に掲載されました。

この研究は、アテネ大学（ギリシャ）のパゴナ・ラギオ博士らのグループが、スウェーデンのウプサラに在住する４万３３９６人の女性を対象に、平均15・７年間、追跡調査したものです。

博士らは、一九九一～一九九二年に30～49歳だった女性から、約10万人をランダムに抽出《ちゆうしゆつ》し、ライフスタイル、身長・体重、疾患の有無、身体活動量、過去半年間の食物摂取頻度《ひんど》、飲酒歴、喫煙歴などをたずねるアンケート表を送付し、その後の病歴を調査しました。

病歴では虚血性《きよけつせい》心疾患（７０３人）、虚血性脳卒中（２９４人）、出血性脳卒中（70人）、クモ膜下出血《まくか》（１２１人）、末梢動脈疾患（82人）などの心血管病が認められました。

この研究では、心血管病と食事の関係を見るために、糖質摂取量とタンパク質摂取量を10段階のグループに分け、点数化し（糖質摂取量が少ないほど点数が上がり、タンパク質摂取量が多いほど点数が上がる。つまり低糖質・高タンパク質食の点数が高くなる）、各人の点数を統合し、その点数と心血管病になるリスクを計算しています。

その結果、糖質摂取量が1段階減り、タンパク質摂取量が1段階増えると、それぞれ心血管病の発症リスクが4％上がっていました。つまり、糖質をあまりとらず、タンパク質が多い食事ほどリスクが高まるということです。

さらに、低糖質・高タンパク質の数値が2段階上がるごとに、5％ずつ心血管病のリスクを高め、しかも、標準的な糖質・タンパク質摂取グループに比べ、もっとも低糖質・高タンパク質グループの心血管病のリスクは60％も高くなっていたのです（BMJ 2012;344:e4026）。

この調査で、もっとも糖質制限をした人でも、食事全体に占めるカロリー量は32％。厳しい糖質制限を課すアトキンスダイエットなどでは15％以下に求めているので、かなりゆるい糖質制限です。

それでも、これだけ心血管病のリスクを高めるのですから、いかに食事のバランスが健康管理に大切かが理解できるでしょう。

くどいようですが、糖質制限食でダイエットするにしても、ＨｂＡ１ｃをコントロールするにしても、命にかかわる病気のリスクを高めないために、短期間にとどめておくべきだと思います。

第4章 医師がすすめる正しいダイエット

古くて新しい、地中海式ダイエット

前章までは、糖質制限食の危険性や病気とのかかわりなどについて述べてきました。本章では、私がおすすめする「地中海式ダイエット」を紹介します。

地中海食は南イタリア、ギリシャなど地中海沿岸諸国で、伝統的に受け継がれてきた、健康的にもすぐれた食事法として知られています。

一九九〇年代の日本で、この地中海食を紹介しながら、「おいしく食べてやせるダイエット」「地中海式ダイエットできれいにやせる」などといった数多くの書籍や雑誌が出版され、一大ブームを形成したことは、記憶に新しいところでしょう。

しかし、ここ10年間は新しいダイエット法に押され、忘れ去られていました。ところが、二〇一三年春、地中海食のすばらしい健康効果を報告する最新の研究が発表(後述)され、再び注目を集めています。

この食事法に対する研究は、戦後まもない一九五〇年代のアメリカから始まりました。当時のアメリカは、心臓病による死亡率が高く、国家的な問題とされていたのです。

ミネソタ大学（アメリカ）のアンセル・キーズ博士らのグループは、ギリシャ、イタリア、ユーゴスラビア、フィンランド、オランダ、アメリカ、日本の7カ国を対象に、「食習慣による脂質の摂取量と種類、血中コレステロール値および心臓の冠動脈《かんどうみゃく》疾患による死亡率の関係」を15年間にわたり、疫学的に調査しました。

その結果、「地中海沿岸の国々はオリーブオイルの摂取量が多く、心臓病による死亡率が低い」と判明したのです（Am J Epidemiol 1986;124:903-915)。

特に、ギリシャのクレタ島の人々は、冠動脈疾患による死亡率が最低で、平均寿命も長いことから、当時のクレタ島の人々の食生活（穀類《こくるい》、豆、果物、野菜の摂取量が多く、食用油はオリーブオイルを使い、肉の摂取量が少なく、魚や赤ワインを適度にとる）が注目され、地中海食は「心血管病を防ぐ食事」といわれるようになりました。

ところで、「ダイエット（Diet)」という言葉に、「やせる」という意味はありません。現在の日本では、ダイエット＝痩身法《そうしん》ととらえることが多いのですが、本来は「食事」「食生活」「治療食」という意味です。

この地中海食を続けていくと、健康的にやせることは事実なので、ここでは、「地中海食で体重が減少する」と考えていただいてかまいません。さらに、地中海食は、ダイエットだけではなく、健康にも大きく寄与しています。

つまり、地中海食は古くて新しいダイエット法というだけではなく、現代人の健康を守る食事法といえるのです。

では、地中海食の体重減少効果、健康効果について、順に述べていきましょう。

最新の研究からわかったこと

二〇一三年二月、「地中海食を続けていると、心臓発作や脳卒中、心臓病による死亡率が30%も予防できる」という驚きの研究結果が、「ニューイングランド・ジャーナル・オブ・メディシン」に報告されるや、この話題が世界中の医学者や研究者の間を駆け巡りました。

同研究は、バルセロナ大学（スペイン）のエスラック博士が主宰、スペインの約200カ所の医療機関の協力を得て、「地中海食による予防効果」を見る、大規模な臨床試験として実施されました。

しかし、わずか5年で打ち切られます。これは、比較対象にされた低脂肪食に比べ、あまりにも地中海食の効果が高く、試験を継続することは困難と判断されたためです（N Engl J Med 2013;368:1279-1290）。

エスラック博士は、世界中を旅して「食事だけの影響で心臓病を予防できるか」という研究を思いつき、ハーバード大学の心臓病予防学教授のザックス博士にも相談を持ちかけるなど、周到《しゅうとう》に準備をしました。

そして、スペイン人で体重がオーバー気味（平均ＢＭＩは29〜30）、喫煙者、糖尿病、心臓病のリスクをかかえた７４４７人を無作為に、低脂肪食グループ、オリーブオイル中心の地中海食グループ、ナッツ中心の地中海食グループの三つのグループに振り分けました。

それぞれのグループには、野菜、果物、肉類、魚類、オリーブオイルなどを１日どれだけとるかを明確に指示しました。また、地中海食をふたつに分けたのは、地中海食の効果がオリーブオイルにあるか、ナッツ類にあるかを見きわめようとしたのでしょう。

なお、被験者の多くは、コレステロールを低下させるスタチンという薬、高血圧治療薬、糖尿病治療薬を飲んでおり、心臓病のリスクを下げる治療をすでに始めていました。

最初に示した結果について、この分野の世界的権威であるクリーブランドクリニックのニッセン博士は、「低脂肪食は、心臓病予防の観点からはまったく役に立たず、しかも継続してその食事法を続けることは、とても困難だ」とコメントしています。

低脂肪食グループの人たちは、試験前に低脂肪食を守るように指示を受けたあと、リーフレットを1年に1回受け取り、食事法を続けるように指導され、その後も強力なカウンセリングを受けています。それでも、低脂肪食は続きませんでした。やはり、脂分《あぶらぶん》の少ない食事は味気《あじけ》なく、がまんできなかったのでしょう。

地中海食のふたつのグループも、定期的に栄養士と相談する機会が設けられていました。しかし、長期的に地中海食を継続できたのは、何よりもバラエティーに富《と》んだ食事内容に被験者が満足していたからではないでしょうか。

このため、最終的には、この研究は「普通の食事」と「地中海食」を比較する形になりました。

主宰者のエスラック博士は、「地中海食のすばらしい効果は、オリーブオイルやナッツの影響だけではなく、全体のバランスの影響だ」ととらえ、このように大きな効果が短期間に表われたことに驚きを隠していません。

さらに、「地中海食は、心血管病のリスクの高い人には有効な食事療法だが、リスクの低い人の場合はきちんと研究をしないとわからない」と慎重な意見を述べています。

しかし、同博士は「心臓病のリスクが高かろうと低かろうと、地中海食には心臓を守る効果がある」と考えており、「子どもの時からこの食事を始めるのが、健康には一番いい」というのが本音《ほんね》のようです。

地中海食が心血管病を防ぐ

この研究の驚くべき成果は、次のように集約されます。

すでに被験者は血圧、コレステロール、血糖をコントロールする強力な薬を飲んでいたので、食事による心血管病の予防効果はないだろうと思われていたにもかかわらず、またオリーブオイルとナッツはカロリー量が高く、地中海食を患者さんにすすめようとする医師が少ないにもかかわらず、心血管病を30%も予防する――。

私も、この結論に驚き、そして高く評価しています。

これまでの研究の多くは、ある食事法によってコレステロールが低下した、血圧や体重が下がったなどを調べて、「この食事には意味がある」「こちらの食事には意味がない」という報告でした。これでは〝木を見て森を見ず〟の諺《ことわざ》どおりです。

今回の研究は、地中海食で心臓病が予防できるのかどうか。つまり、森全体を見たものですが、専門家の間では「研究内容があまりにもすばらしい」「よくできた試験だ」「結果も申《もう》し分《ぶん》ない」という意見がもっぱらです。

私も、高血圧の患者さんを診察する場合、「血圧を下げることに意味があるのではなく、動脈硬化を予防することで、心筋梗塞を防ごうとしているのですよ」と説明し、血管年齢測定や頸動脈エコーで血管の病変を調べさせていただいています。

最近、糖質を制限すると「体重や血糖値が下がる」と安易にいわれ、実践する医師や患者さんも多いのですが、二〇一二年に心臓疾患が増えると報告されてから、専門家の間では、すでに「すすめられない食事療法」という認識が強まっています。

また、この研究であきらかになったのは、低脂肪食では食事が楽しめず、長期的に続けられないという事実です。

その点、オリーブオイル、ナッツ、魚類、果物、野菜、豆類が豊富な地中海食は食事が楽しめ、さらに心臓病のリスクが減るのですから、うれしいかぎり。心臓病のリスクを抱えている人はもちろん、健康な人にも、おすすめしたい食事法です。

この論文は、「ニューイングランド・ジャーナル・オブ・メディシン」のパースペクティブ（視点）と呼ばれるコラムにも取り上げられました。寄稿者のサラ・トレーシー博士は、栄養素やカロリーにこだわるという従来の心血管病の食事療法から、食事のパターンそのものを重視する食事療法にシフトするという意味合いで、地中海食を受け止めているようです（N Engl J Med 2013;368:1274-1276）。

なお、この研究における三つの食事法の体重減少効果について、詳細はあきらかにされていません。そこで、私はこの研究に参加したミグエル・アンジェル・マルチネス・ゴンザレス博士にメールで問い合わせたところ、すぐに、ファーストネームで返信してくれました。

(原文)

Dear Takashi,

Thanks for your interest in our work.

Unfortunately we cannot answer right now that question because we are now in process of preparing the publication of the results of the trial on weight changes. We need to keep the embargo until they will be published in a major scientific journal.

Best wishes,

Miguel

(岡本訳)

たかしへ、

私たちの仕事について、興味を持ってくれてありがとう。
残念だけど、体重変化については、いまは論文にしているところで、まだ回答できないんだよ。メジャーな医学誌に出るまで待っていてくれ。

ミグエル

ゴンザレス博士は、地中海食による体重変化について、いま論文を執筆中とのことですから、地中海食と体重減少の関係について、何らかの結論を見出しているはずです。同博士の新たな研究報告を待ちたいと思います。

地中海食が骨粗鬆症を防ぐ

糖質制限食は骨粗鬆症を招く可能性がある、とお話ししました。では、地中海食はどうなのでしょう。このエスラック博士、ゴンザレス博士らの研究は、地中海食が普及している地域では、高齢者の骨粗鬆症が少ない傾向に着目し、骨粗鬆症との関係も調べています。

「地中海食による予防」と名づけられた、その研究は、無作為に選ばれた55〜80歳の男性127名を対象に低脂肪食34人、オリーブオイル中心の地中海食42人、ナッツ類中心の地中海食51人に振り分け、やはり2年間追跡したものです。

その結果、骨形成と密接な関係にあるオステオカルシンというタンパク質の血中濃度を測定すると、オリーブオイル中心の地中海食グループは、その他のグループに比べ、その値が有意に上昇。さらに、カルシウムの血中濃度では、他のグループは低下していたにもかかわらず、オリーブオイル中心の地中海食グループは現状を維持できた、と報告しています（J Clin Endocrinol Metab 2012;97:3792-3798）。

地中海食が心血管病のリスクを下げるだけではなく、骨粗鬆症まで予防する可能性が高まるのは、エスラック博士がいうように、地中海食は非常に栄養バランスがいいからでしょう。

地中海食はビタミン、ミネラル、良質な植物性タンパク質とオリーブオイルに含まれるオレイン酸が豊富です。この食事法に加え、足の筋肉を使う運動を行なうことが、骨密度《こつみつど》の低下を防ぐためには大切だと思っています。

科学的効果が確認された、地中海式ダイエット

第１章で、糖質制限によるダイエット効果の限界を指摘しました。

ここでは、地中海食と糖質制限食を比較した有名な研究があるので紹介しましょう。

それは、ネゲブ・ベングリオン大学（イスラエル）とハーバード大学の研究者らが共同で、食事法と体重の関係を調査し、「ニューイングランド・ジャーナル・オブ・メディシン」二〇〇八年七月十七日号に発表したものです。

イスラエルの核実験施設で働く３２２人（男性２７７人、女性45人）を抽選で、次の三つのグループに振り分け、２年間にわたり、体重変化を検証しました。

①低脂肪食（脂質は総摂取カロリーの30％に制限。男性1日の総摂取カロリーは１８００㎉、女性は同１５００㎉。日本の糖尿病食と同じパターン）、②地中海食（脂質は総摂取カロリーの35％以下に制限。男性1日の総摂取カロリーは１８００㎉、女性は同１５００㎉。オリーブオイルを多用）、③糖質制限食（総摂取カロリーに制限は加えないが、１日の炭水化物摂取量を20ｇに制限。その後すこしずつ増やし、最終的には１２０ｇとする）。

その結果は、最初の5カ月で低脂肪食と地中海食グループは約5kg、糖質制限食グループは同6・5kgの減量でした（図表10）。糖質制限食をすすめる書籍や医師のなかには、このデータを強調し、「ダイエット効果が高いのは糖質制限食」と断定する人も見受けられます。

しかし、試験終了時（24カ月後）の体重減少幅を全参加者から割り出すと、低脂肪食は2・9kg、地中海食は4・4kg、糖質制限食は4・7kgと、それぞれ5kg以下にとどまった、という続きがあるのです。つまり、低脂肪食でも、地中海食でも、糖質制限食でも、体重に対する効果は限定的という悲観的な事実です（N Engl J Med 2008;359:229-241）。

この試験は、1日の食事のなかで一番大きなカロリー摂取比率を持つ昼食は、施設内のカフェテリアでとり、被験者の配偶者への食事のカウンセリングを欠かさず行なう、という徹底的な管理下で実施されました。さらに、参加者の平均BMIは31、同体重91kg以上のかなり肥満している人たちで、もともとダイエット効果が期待できる被験者を集めたにもかかわらず、2年間がんばっても、約3～5kgのダイエット効果

図表10 食事法による体重変化の違い

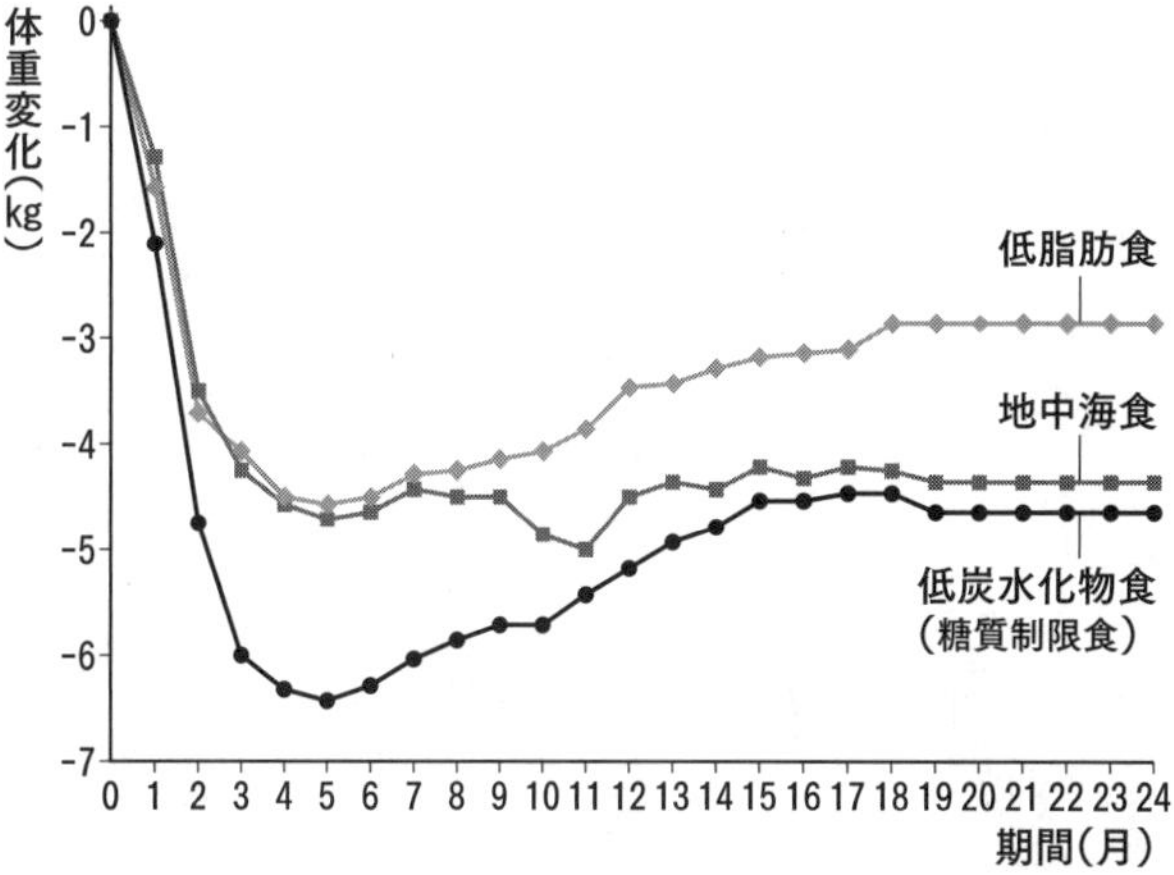

(N Engl J Med 2008;359:229-241より)

しか認められなかったのです。

　ということは、「結局、食事法によるダイエットなど、無理ではないか」と誰もが思うのではないでしょうか。

　ところが、実験結果を男女別に見てみると、女性45人の体重減少幅は、低脂肪食０・１kg、地中海食６・２kg、糖質制限食２・４kg。男性２７７人の減少幅は低脂肪食３・４kg、地中海食４・０kg、糖質制限食４・９kgとなります。

　このように、同研究のひとつの問題点は、参加者の男女比があまりにも偏っていることです。もし、男女の比率

を同じにすれば、地中海食のダイエット効果は他のふたつの食事法よりも勝ってい
た、という結果になったかもしれません。
さらに、試験参加者の最終的な平均摂取カロリー量は低脂肪食1347kcal、地中海
食1356kcal、糖質制限食1281kcalと、糖質制限食が一番低くなっています。した
がって、わずかながら糖質制限食の減量効果が他のふたつの食事法より勝っていたの
は、カロリーの摂取量にあった可能性も出てきます。
このことは、やはり、ダイエットに関しては、糖質制限より、カロリー制限が有効
だということを示しているのではないでしょうか。

リバウンド率の低い、地中海式ダイエット

さて、次に、同試験における体重変化を見てみましょう。糖質制限食は試験開始5
カ月後と24カ月後では約25%、低脂肪食は同40%の体重増加が見られるのに対し、地
中海食はほとんど体重が変化していません（図表10）。
このため、地中海食は他のふたつの食事法と比べ、リバウンドの可能性がもっとも

低いとされました。

しかも、三つの食事法の継続率（最後まで決められた食事法を守った人の割合）は低脂肪食90・4％、地中海食85・3％、糖質制限食78・0％と統計的に有意な差が出ています。やはり、糖質制限食は、洋の東西を問わず、厳しい食事法といえるのでしょう。

また、「地中海食は悪玉コレステロール（LDL）を減少させ、インスリン代謝の改善に役立つ」と観測されています。

私はこの論文を読んだ当初、著書『インスリン注射も食事制限もいらない糖尿病最新療法』に「ダイエットに関して、糖質制限食はなかなか健闘している」「多くの人から支持を受ける可能性をおおいに感じる」と記しました。

しかし、第1章で述べたように「糖質制限が死亡率を高める」「心血管病のリスクを増大させる」とあきらかになった現在、長期的な糖質制限は絶対におすすめできません。さらに、前項で述べたように、地中海食が心血管病の発症率を30％も低下させる、という最新の実験結果も出ています。

したがって、もし健康的なダイエットを目指すなら、地中海食をおすすめします。地中海食はリバウンドも少なく、心血管病のリスクを減少させ、体重管理にも役立つのですから。

制限の少ない、地中海式ダイエット

「昼飯、何を食べたらいいいんだよ。腹が減って本当に困った」

これは糖質制限ダイエットに挫折し、最終的に地中海式ダイエットに転向した、東京に在住する知人（50代男性）の嘆きです。

彼は、ＢＭＩ24で普通の体格ですが、家族に糖尿病歴（父と祖母が糖尿病）があり、健康診断でも糖尿病予備軍と指摘されました。そこで、すこしやせなければと思い、流行りの糖質制限ダイエットを始めたそうです。

最初は好きな麺類《めんるい》や丼《どんぶり》ものを断ち、多めの野菜と少量の肉を食べ、おなかがすけばチーズ、サラミ、ハムなどで空腹感をまぎらわせていました。その結果、体重はみるみる落ちて、３カ月を経過する頃には、ＢＭＩ20台まで減量に成功します。

しかし、サラリーマンで営業職の彼が一番困ったのは、昼食でした。糖質制限ダイエットを始めるまでは、仕事柄、立ち食いそば屋や牛丼屋を利用し、手早く昼食を済ませていましたが、糖質制限をしていると、何も食べるものがないというのです。

コンビニエンスストアやスーパーマーケットに行けばわかりますが、陳列されている食品の栄養成分表示を確認すると、炭水化物の入っていないものはほとんどありません。弁当、調理パン、おにぎりはもちろんＮＧ。一見、炭水化物が含まれていないように思えるフランクフルト、鶏の唐揚げ、おでんの大根にも、少量ながら炭水化物が含まれています。

「サラリーマンですから時間的にも経済的にも、昼からステーキばかりというわけにもいきません。そこで、ハンバーガー屋でダブルバーガーを求め、バンズ（パン）を外《はず》して、ハンバーグだけを食べるということもありました」と、知人は振り返ります。

そして、「完璧な糖質制限などやめて、炭水化物の少ない食べものやＧＩ値が低い食品を選んで食べる方向に切り替えました。すると、うどんやそばよりパスタ、ビールより赤ワインがいいというように、自然に地中海食に近い食習慣が身についた」そうです。

彼は現在、ごはんや麺類も食べています。そして何より、イタリアンレストランに足繁《しげ》く通い、地中海食を意識しながら、オリーブオイルを使った料理でおなかを満たしています。そして、満腹感も感じながら、BMI20台を維持しています。

私は、すこしやせすぎではないかと心配になりますが、私がクリニックを開いている北海道北見《きたみ》市と東京は離れています。彼が近くに住んでいれば、血液検査などを通じてさまざまなアドバイスもできるのでしょうが、「体調は以前より良い」ということですし、健康診断の検査指標も問題ないということなので、しばらく見守ることにしています。

地中海食は「イタリア料理」ではない

「要するに、イタリア料理を食べていればダイエットができて、健康維持にも役立つということですね」。こんな声が聞こえてきそうです。

しかし、イタリアンレストランやファミリーレストランに毎日行って、パスタ、ピザ、ハンバーグ、ステーキなどをたらふく食べていれば、摂取カロリー量がオーバーし、ダイエットはもちろん、健康を維持することもできません。

「イタリア料理」と一口にいっても、イタリアの各地域により使用される食材や油脂《ゆし》類、調理法は大きく異なります。

たとえば、ミラノを中心とする北イタリア地方は、隣接するフランスやスイスの影響を受け、バターや生クリームなどを調理に使い、牛や豚など肉類もよくとります。東イタリアやローマ周辺の食生活は、オーストリアやアフリカ大陸の食生活の影響も認められます。

このように、各地方で食習慣が違うのは、古い時代のイタリアが多くの国家に分断されていたからでしょう。各地域の人々は郷土愛《きょうどあい》を持ち、独自の料理を発展させてきたため、「ナポリ料理やミラノ料理はあっても、イタリア料理はない」というイタリア人もいるほどです。

いっぽう、多くの日本人が思い浮かべるイタリア料理といえば、パスタ、トマト、ハーブ、オリーブオイルをふんだんに使った料理ではありませんか。しかし、これらの食材を用いる料理を地中海食というわけではありません。地中海食とは、南イタリアやギリシャのクレタ島の伝統的な食事法を指しています。

第二次世界大戦後、WHO（世界保健機関）などが主体となり、健康食を追究し、地中海式ダイエットのピラミッド（図表11）が考案されました。このピラミッドは、全9層の食物グループから構成され、毎日、週に数回、月に数回食べるべき食品が示されています。ピラミッドの下には、毎日の運動があり、これがベースになることも重要です。

糖質制限では制限されるパン、パスタ、米やジャガイモなどを主食に野菜、果物、豆類、ナッツ類と若干のワイン、さらにオリーブオイル、チーズ、ヨーグルトは毎日とり、魚介類や鶏肉、卵は週に数回、赤身肉（赤肉）は月に数回ほどと推奨されています。

このような栄養バランスが、心血管病を予防し、体重減少に効果をもたらすことは、これまで述べてきたとおりです。

図表11 地中海式ダイエットのピラミッド

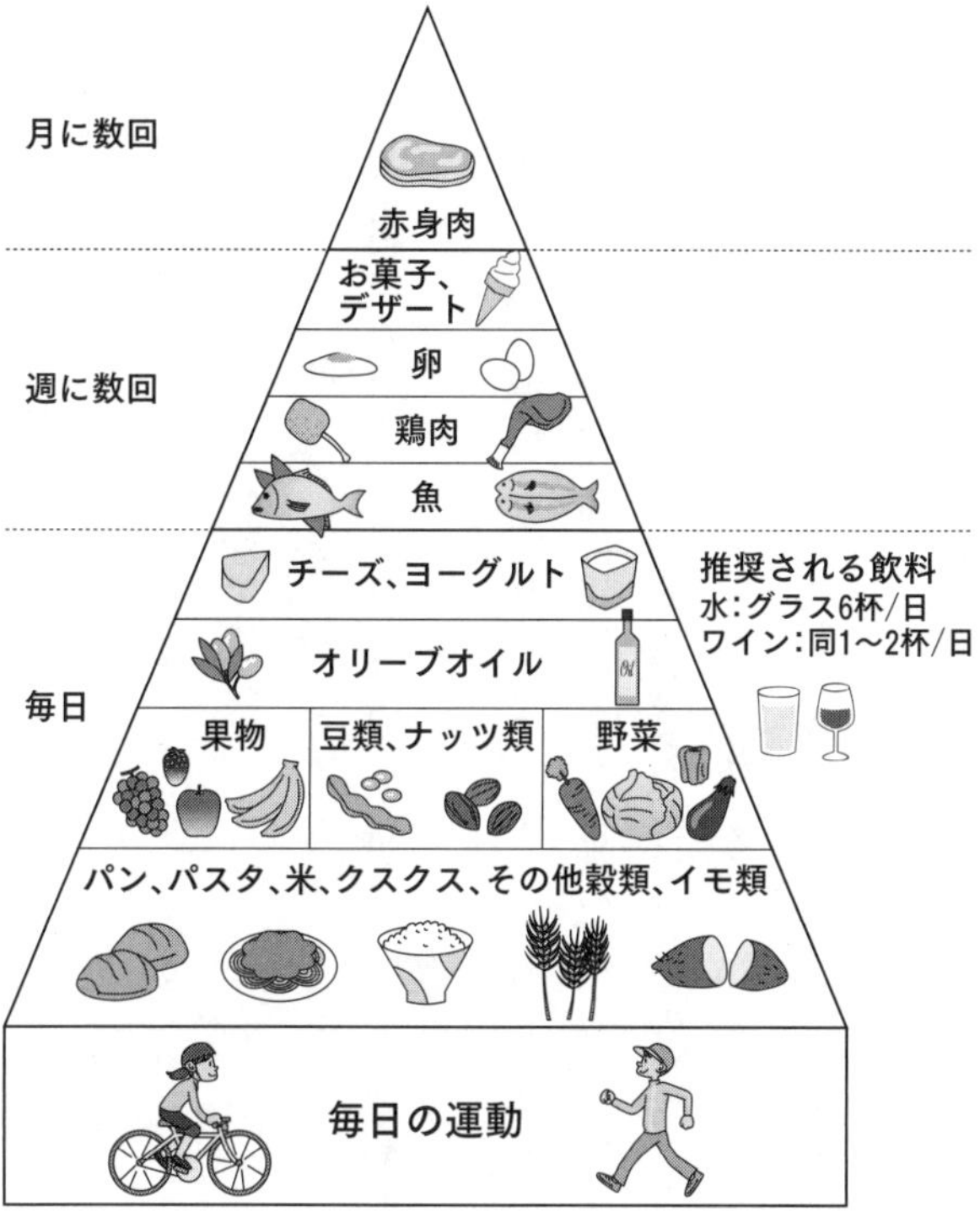

オリーブオイルは、なぜ体にいいのか

地中海式ダイエットの中心は、オリーブオイルです。エクストラバージンオイル（後述）に代表されるオリーブオイルは、「オリーブの実《み》のフレッシュジュース」といわれるほど、滋養《じよう》に富んだ植物油です。

南イタリアやクレタ島の人々が、ふんだんにオリーブオイルをとっているのは、単に伝統的な食習慣だからというより、健康にも役立つことを経験的に知っているからでしょう。

オリーブオイルの特徴は、悪玉コレステロール（LDL）を減らし、動脈硬化を予防するオレイン酸が他の植物油に比べて多く含まれていることです。オレイン酸という成分名は、オリーブオイルを由来として名づけられたのです。

植物油における成分構成（図表12）を比較すると、70％ものオレイン酸を含むのはオリーブオイルのみ。しかも、2番目に多い落花生油《らっかせいゆ》の含有量を大きく引き離しています。

脂肪酸のなかの成分比較（図表13）でも、オリーブオイルは優位を示します。

図表12 植物油の成分構成

※100gあたりの含有量(g)

	オレイン酸	パルミチン酸	ステアリン酸	リノール酸	リノレン酸
オリーブオイル	70.5	9.31	3.01	9.78	0.75
ごま油	36.58	8.44	4.97	42.02	0.56
サフラワー油(紅花油)	12.68	6.91	2.46	72.27	0.19
とうもろこし油	32.51	10.49	1.97	47.32	1.41
ひまわり油	17.9	6.31	3.49	65.85	0.66
落花生油	40.42	11.1	3.9	33.99	0.52
ソフトタイプマーガリン(JAS標準マーガリン)	31.68	12.52	4.71	24.73	2.09
有塩バター	18.39	22.13	8.3	1.94	0.52

(文部科学省「五訂増補 日本食品標準成分表」より)

図表13 植物油に含まれる脂肪酸

※100gあたりの含有量(g)

	飽和脂肪酸	一価不飽和脂肪酸	多価不飽和脂肪酸
オリーブオイル	12.3	71.2	10.5
ごま油	14.2	37	42.6
サフラワー油(紅花油)	9.4	12.7	72.5
とうもろこし油	12.5	32.5	48.7
ひまわり油	9.8	17.9	66.5
落花生油	21.7	41.5	34.2
ソフトタイプマーガリン(JAS標準マーガリン)	17.54	31.99	26.85
有塩バター	51.44	20.9	2.43

(文部科学省「五訂増補 日本食品標準成分表」より)

脂肪酸は、飽和脂肪酸（バター、乳製品、ラードなど、常温では固形で存在する脂肪）と不飽和脂肪酸（魚類や植物に多く含まれ、常温では液体で存在する脂肪）の2種類に大別されます。

不飽和脂肪酸はさらに、分子結合の違いにより、一価《いっか》不飽和脂肪酸（オリーブオイルなどのオレイン酸）と多価《たか》不飽和脂肪酸（サラダ油などのリノール酸、亜麻仁《あまにゆ》油などのα-リノレン酸など）に分けられます（図表14）。

飽和脂肪酸は血液中のコレステロール値を高める働きがあり、不飽和脂肪酸は逆に同値を低める働きがあります。

植物油は、おおむね不飽和脂肪酸が多く、全体ではコレステロール値を下げる作用を持つといえるのですが、多価不飽和脂肪酸を過剰にとると、悪玉コレステロールだけではなく、善玉コレステロール（DHL）の値まで下げてしまいます。

しかし、一価不飽和脂肪酸のオレイン酸は、善玉コレステロールには作用せず、悪玉コレステロールのみを下げるという理想的な働きがあり、さらに酸化しにくいという性質を持っています。

図表14 脂肪酸の種類

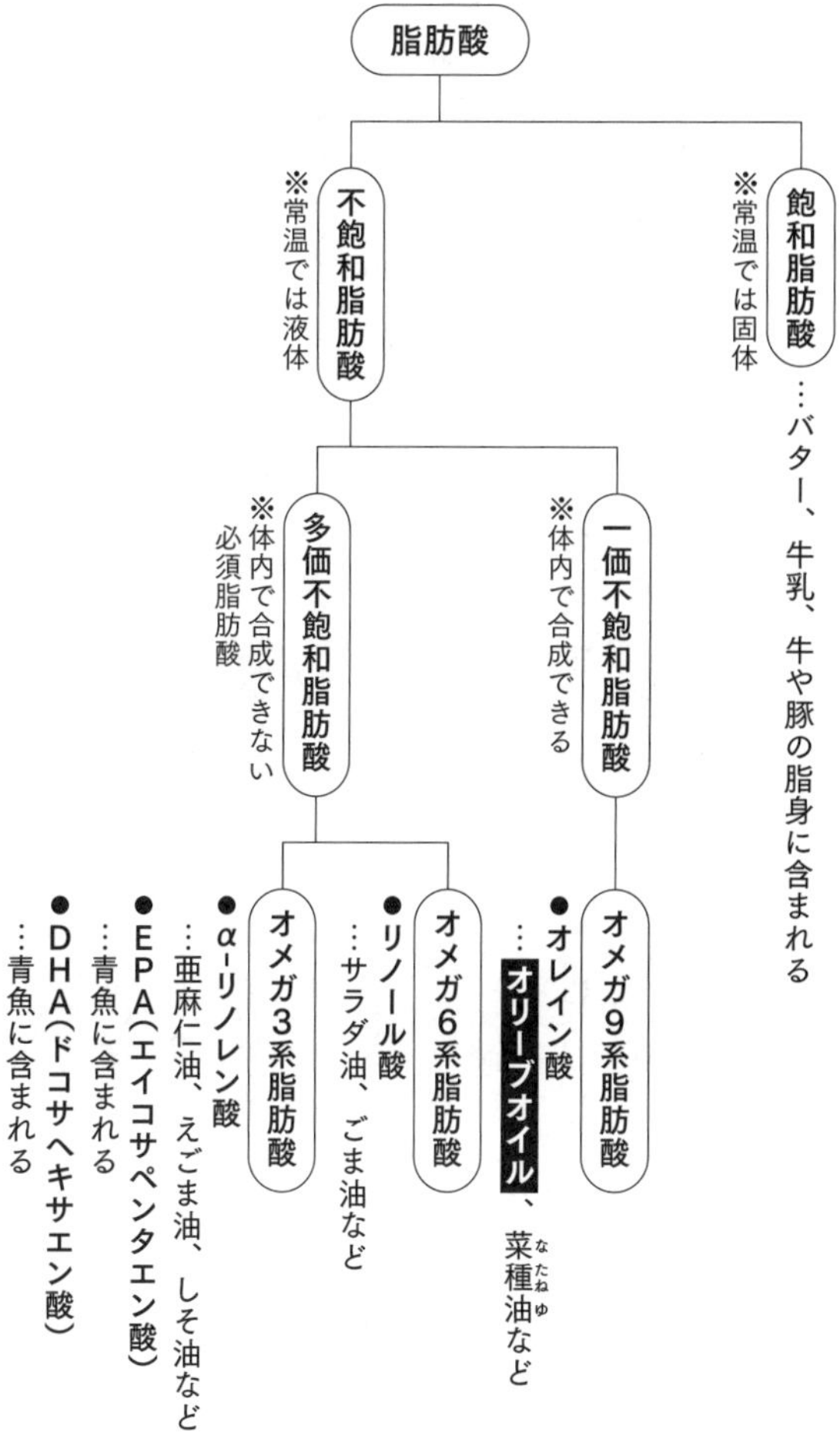
脂肪酸
飽和脂肪酸
※常温では固体
…バター、牛乳、牛や豚の脂身に含まれる
不飽和脂肪酸
※常温では液体
一価不飽和脂肪酸
※体内で合成できる
オメガ9系脂肪酸
●オレイン酸
…オリーブオイル、菜種油《なたねゆ》など
多価不飽和脂肪酸
※体内で合成できない
必須脂肪酸
オメガ6系脂肪酸
●リノール酸
…サラダ油、ごま油など
オメガ3系脂肪酸
●α-リノレン酸
…亜麻仁油、えごま油、しそ油など
●EPA(エイコサペンタエン酸)
…青魚に含まれる
●DHA(ドコサヘキサエン酸)
…青魚に含まれる

これが、オリーブオイルには動脈硬化、心臓病、高血圧の予防に効果があるといわれるゆえんです。

また、オリーブオイルにはビタミンA・K・Eなどが豊富に含まれます。特に、抗酸化作用の強いビタミンEや、同じく抗酸化作用を持つβ-カロテン、ポリフェノールなどの成分も潤沢《じゅんたく》に含まれるため、細胞の老化を防ぎ、若さを保ち、認知症・がんの予防効果もあるとされているのです。

いっぽう、不飽和脂肪酸には、スキンケアやヘアケアの効果も認められます。食材として用いると体の内部から、直接皮膚《ひふ》に塗《ぬ》れば角質層《かくしつそう》の乾燥を防ぎ、しっとりとした肌を保ちます。

このように、現代人の健康維持にとって有効な成分を豊富に含むオリーブオイルですが、油脂類のカロリーは1gで9㎉と、糖質やタンパク質に比べて高いので、とりすぎにはご用心。1日に、大さじ4杯（56g）程度がおすすめです。

オリーブオイルは、香りだけでも効果あり

「オリーブオイルの香りが、食後の満足感を高める」というドイツの研究が、「ニューヨーク・タイムズ」二〇一三年三月二十九日付に掲載されました。

地中海食の王冠ともいえるオリーブオイル。その健康を促進する秘密は、どこにあるのでしょう。栄養学者は、オリーブオイルに含まれる抗酸化物質やオレイン酸が、心臓や血管を守ると指摘しています。

しかし、この研究は、オリーブオイルのアロマ作用に着目し、「エクストラバージンオリーブオイルは、他の油脂に比べ、食後の満腹感を増大させる作用がある」「オリーブオイルの香りを他の食事に移すと、摂取カロリー量が減り、血糖に対しても良好に作用する」という、オリーブオイルの新たな健康効果を指摘しています。

研究を行なった、ドイツ食品科学研究センターの栄養学者マルテ・ルバック博士は、当初「味や香りを失うことなく、脂肪の量を減らすことができるかどうか、その方法を見つけたい」と思っていたようですが、同研究はくしくも、香りによる満腹感や血糖に対する影響を見出すことになりました。

同研究は、120人を無作為に、以下五つのグループに分けました。①ラードが入ったヨーグルト、②バターが入ったヨーグルト、③オリーブオイルが入ったヨーグルト、④キャノーラオイル（菜種油のひとつで、エルカ酸が少なく、食用に適する）が入ったヨーグルト、⑤無脂肪ヨーグルトを500gずつ3カ月間、食事のカロリー量を減らすことなく、毎日食べてもらうという手法です。

なお、参加者には倫理的理由から、動物性あるいは植物性の脂肪が多く含まれている可能性がある、という情報だけ伝え、各グループに与えられたヨーグルトの種類は明確にしていません。

参加者は調査中、定期的な採血検査を受けました。すると、ヨーグルトを食べたあと、満腹中枢《ちゅうすう》を刺激するセロトニンという物質の血中濃度は、オリーブオイルのグループが、一番上がっていました。

つまり、オリーブオイルは、食べすぎを防ぐということです。それにともない、オリーブオイルのグループのカロリー摂取量も減り、体重増加も抑制されました。この傾向は、バターと無脂肪ヨーグルトのグループでも確認できたのですが、キャノーラオイルとラードのグループは体重と体脂肪が増加しました。

なぜ、オリーブオイルと同様に健康効果が高いといわれるキャノーラオイルのグループは、体重と体脂肪が増えたのでしょう。

そこで、キャノーラオイルとオリーブオイルの違いを調べるため、栄養素とは無関係な「匂《にお》い」に着目し、オリーブオイルのアロマ成分を混ぜた無脂肪ヨーグルトと、アロマ成分を加えない無脂肪ヨーグルトをふたつのグループに食べてもらいました。

すると、アロマ成分を加えないグループの総摂取カロリー量は、ヨーグルトのカロリー分（１７６㎉）が増加したにもかかわらず、セロトニンレベルは減少し、食後の満腹感を感じられなくなっていました。いっぽう、アロマ成分を加えたグループは、食事の摂取カロリー量が減り、血糖値を調べる糖負荷試験も良好でした。

この結果から、ルバック博士は「摂取カロリー量を減らすためには、刈《か》ったばかりの芝生の匂いに似た成分のヘキサナル（hexanal）を含む、オリーブオイルのアロマ成分が重要である」と結論づけています。

しかし、ルバック博士は「研究そのものがスモールスケールなので、一概《いちがい》にこうしたらいいという結論を導き出すことは危険」と慎重な姿勢を保ちつつ、「少なくとも食事の見た目や、香りという別の要素にも消費者は着目するべきだ」と述べています。

この研究は三大栄養素の炭水化物、タンパク質、脂質以外で、満腹感に影響をおよぼす成分が発見されたことに注目するべきでしょう。

なお、この研究に対し、オリーブオイル会社から研究費用は出ていません。これは同研究の信頼性を高めるポイントのひとつです。

地中海食のすぐれた食材

オリーブオイル以外の地中海食で用いられる食材の特徴も見てみましょう。

○食物繊維、カルシウム、鉄分が豊富な「パスタ」

地中海食の主役ともいえるパスタ（マカロニ、ペンネ、スパゲッティなど）には、白米の6倍もの食物繊維が含まれています。このため、消化・吸収がおだやかで血糖値の急激な上昇を抑制します。

また、１食分のパスタ（ゆでたパスタ２００g）とごはん（１５０g）のカルシウム、鉄分の含有量を比較すると、カルシウムはごはんの約3倍、鉄は同6倍も含んでいます。貧血や骨粗鬆症予防には、ごはんよりパスタがいいということです。

○ビタミン、ミネラルが豊富な「緑黄色《りょくおうしょく》野菜、キノコ類」

トマト、ピーマン、ズッキーニ、アーティチョークなど、色とりどりの緑黄色野菜には、各種ミネラル、ビタミンが豊富です。さらに、β-カロテン、ポリフェノール、ビタミンEなどの抗酸化物質を潤沢に含んでおり、動脈硬化やがん予防のために、意識してとりたい食材です。

また、地中海食では、脳や皮膚の健康を守るビタミンB_1・B_2が豊富なキノコ類も欠かせません。キノコ類は食物繊維が多く、低カロリー。ダイエットにはもちろん、健康維持にも適しています。

○ＥＰＡ、ＤＨＡが豊富な「青魚《あおざかな》」

南イタリアやクレタ島など地中海沿岸の人々は、日本人と同様に魚介類を好み、古くからイワシ、サンマ、サバなどの青魚を食《しょく》してきました。これらの魚には、ＥＰＡ（エイコサペンタエン酸）やＤＨＡ（ドコサヘキサエン酸）など、血管や脳の健康維持に役立つ不飽和脂肪酸が豊富です。

いっぽう、血圧やコレステロール値を下げ、心臓の機能を強化するタウリンを豊富に含むタコやイカを敬遠する欧米人も多いのですが、南イタリアやクレタ島の人々は、ブイヤベースなどにして頻繁に食べています。同様に、タウリンの多い貝類も積極的に食べたい食材です。

○料理の塩分を減らす「ハーブ」

地中海食はバジル、オレガノ、イタリアンパセリなど、たくさんのハーブを使い、調理されます。ハーブ類の豊かな香りは、料理にアクセントを与えるので、減塩にも役立つのです。

〇栄養バランスにすぐれた「ナチュラルチーズ」

現在、数百種類のチーズが生産されているといわれるイタリアは、フランスと並ぶチーズ大国。モッツァレラ、パルメザンチーズなどのナチュラルチーズ（ミルクからそのままつくったチーズ。プロセスチーズはナチュラルチーズを加工したもの）もイタリア生まれで、ヨーロッパでもっとも古くからチーズを食べていたのはイタリア人とされています。

ナチュラルチーズは、良質なタンパク質、ビタミン、カルシウム、ミネラルをバランスよく含んでいるので、毎日食べるようにしたいものです。

〇栄養価が高い「ナッツ類」

アーモンド、カシューナッツ、ピスタチオなどナッツ類の油脂は、一価不飽和脂肪酸。オリーブオイルと同等に、悪玉コレステロールの減少効果が認められるうえ、豊富に含まれるビタミンＥの抗酸化作用により、アンチエイジング、がんやアルツハイマー型認知症の予防に役立つとする研究が数多く報告されています。

また、イタリア人の家庭の食卓にはレンズ豆、ヒヨコ豆、エジプト豆といった色とりどりの豆が欠かせません。「タンパク質は、動物性よりも植物性を多く」というのが地中海食の基本です。

○抗酸化作用でも注目の「赤ワイン」

血行促進、食欲増進、ストレス解消などのすぐれた効果を持つワイン。最近は、その抗酸化作用が注目され、健康維持に役立つとの研究も数多く報告されています。ただし、飲みすぎは禁物。ワイングラスで1日1～2杯が適量です。

なお、抗酸化作用の強いポリフェノールは赤ワインに豊富です。赤ワインはブドウをまるごと搾《しぼ》って醸造するのに対し、白ワインは皮を除いてつくられるので、ポリフェノールの含有量が相対的に低め。飲むなら、赤ワインがおすすめです。

日本型・地中海食のすすめ

ここまで、地中海食の特徴を説明してきましたが、何か気づきませんか。

穀類を主食とし、季節の野菜やキノコ類、豆類、魚をよく食べるといえば、日本食も同様です。地中海沿岸国も日本も水産国であり、食生活が似ているのも当然で、オリーブオイルを除けば、日本食と地中海食は、いわば〝兄弟どうし〟。

したがって、ふだん調理に使っている油脂をオリーブオイルに変えれば、日本食も地中海食とほぼ同等の健康効果が期待できます。

私は先日、地元のＦＭ局の番組で、さきほど説明したエスラック博士のすばらしい研究をお話ししました。

すると、「冷《ひや》やっこに、薬味《やくみ》のネギとエクストラバージンオイルをかけて食べたら、うまかった」「野菜サラダはもちろん、最近は、パンを少量のエクストラバージンオリーブオイルに浸《ひた》して食べるようになった」「バターの代わりにオリーブオイルでジャガイモを食べている」というリスナーや患者さんからの声が増えてきました。

北海道は気候こそ違うものの、地中海沿岸国と同じく山の幸《さち》、海の幸に恵まれています。醬油《しょうゆ》やワサビで食べることの多い魚介類のお刺身や、カニ、イカ、糠《ぬか》サンマ（サンマの糠漬《ぬかづ》け）などの北海道名物に、エクストラバージンオイルを振りかけて食べる人が増えてくれば、北海道式地中海食というような食事法ができあがるかもしれません。

ちなみに、エクストラバージンオイルとは、オリーブの果実を搾って濾過《ろか》した果汁100%の一番搾り。精製などの人工処理をいっさい加えていない最高級品で、ワインのようにオリーブの産地、収穫した畑などで香りや味わいが異なるのが特徴です。

いっぽう、オリーブオイルと表記されているものは、酸度の高いオリーブオイルを精製し、エクストラバージンオリーブオイルをブレンドして風味をつけたもの。

エクストラバージンオリーブオイルはサラダやマリネなど生食用、オリーブオイルは炒《いた》めもの、などと使い分けるといいでしょう。

なお、業務用量販店などで取り扱っている安価なオリーブオイルは、オリーブの実をむだなく使いきるために、搾りカスに有機溶剤を加えて抽出した油です。これは、国際オリーブ協会（IOC）の規定では、オリーブポマスオイル（オリーブ残渣油《ざんさゆ》）といい、オリーブオイルと表示できないことになっています。

ただし、オリーブポマスオイルを精製し、酸度を0・8%以下にして、その国の食品基準（日本では、日本農林規格＝ＪＡＳ規格）をクリアすれば、販売できますが、必ずオリーブポマスオイルと表示しなければなりません。

オリーブポマスオイルは、風味においてエクストラバージンオイルには遠くおよばないので、揚《あ》げものなどに用いるといいでしょう。

第5章 ダイエット効果を高める行動療法

ダイエットに行動療法を採り入れる

現在、多くの人がダイエットを行なっていることでしょう。しかし、なかなか続かなくて……という人もいるのではありませんか。

第1章で、ダイエットは継続させることが難しく、それにはライフスタイル改善プログラムが有効であると説明しました。本章では、このライフスタイル改善プログラムについて、くわしく解説しましょう。

ライフスタイル改善プログラムは、行動療法にもとづく治療法のひとつです。行動療法は現在、さまざまな病気の治療に導入されていますが、ダイエットでは体重を増やす食習慣や行動習慣などを変え、肥満を解消することを目的としています。

具体的には、これまでの悪い生活慣習を改め、ダイエット目標を定め、その目標を達成するために、「いつ、どこで、どのように、どれだけ長く、その行動を続けられるか」を決めていきます。

たとえば、ダイエットのために、「1日1万歩歩こう」と目標を立てても、多くの人は困難でしょう。達成できないゴールをいきなり設定しても、意味がありません。

最初は達成可能な目標を決めて、すこしずつゴールに近づいていくことが重要です。たとえば、勤務地のひとつ手前の駅で降りて早足で歩く、それが無理なら、エレベーターやエスカレーターは使わない、という簡単な目標でもかまいません。

そして、毎日、目標を達成するために行動したか・できなかったか、食事内容、運動量、体重などをこまめに記録していきます。

この記録を、医師やカウンセラーと一緒に検討すると、そのまま継続する部分と改善が必要な部分を特定でき、ダイエット効果を高める方法がすこしずつ明確になっていくのです。

こんなに簡単！　行動療法プログラム

私のクリニックには、糖尿病患者さんが１０００人ほど通院されています。新規に来院される患者さんの場合、間食《かんしょく》が多い、食事時間が不規則、朝食を食べない、などと食生活が乱れている人が大半です。

それでも、体重を正常に戻したい、血糖値も改善したいと患者さんは願っています。その気持ちに何とか応《こた》えるのが医師の使命だと思っています。

ここでは、私のクリニックで実際に行なわれている、糖尿病の患者さん向けの行動療法（ライフスタイル改善プログラム）を紹介します。次の四つのプログラムを守れば、血糖値はもちろん、体重も低下するので、健康な人のダイエットのヒントにもなるはずです。

①1日の摂取カロリーは1600kcal

1日の摂取カロリーを1600kcal（あくまで目標、厳格に数値にこだわることはしません）に抑えるために、国が推奨するパンフレットを患者さんにお渡しします。このパンフレットはビジュアルにすぐれ、1日の食事のメニューが写真で紹介されているので、めんどうなカロリー計算をしないですむと好評です。しかも、1週間分のメニューが立てやすいように工夫されています。

改訂版が出ると食事の内容が変わるので、そのつどパンフレットをお持ちになる方もいらっしゃいます。このパンフレットを元に、1日3食をきちんと食べて、間食はやめていただきます。

②1日15分のウォーキング

適度な運動は健康を維持し、血糖値や体重のコントロール効果が高い。これは、多くの研究からあきらかです。

私は、患者さんに「1日に1万歩歩けとはいいません。15分でいいのです。それだけで血糖値が下がりますよ」とウォーキングをすすめています。ダイエットを目指す人もなるべく歩くようにしましょう。

③体重、血圧、血糖値を記録に残す

高血圧の方や糖尿病の患者さんは、血圧や血糖値を自己測定し、血圧手帳や血糖手帳に記録しています。体重管理も同様です。毎日の体重を記録するだけで、体重が減ったというケースも認められます。これは、意識づけにもなります。

血糖値や体重を記録する際は、外食をした、宴会があった、甘いものを食べすぎた、などできるだけ多くの具体的な情報を入れていただきます。

④記録を元に、医師と話し合う

体重や血糖のコントロールがうまくいかなかった場合、「外食が多かった」「夜勤が多かった」「歓送迎会《かんそうげいかい》や行事が続いた」といった理由が必ずあるので、それを探します。

しかし、私は、失敗をあまり大きく取り上げず、「摂取カロリー量が多かったのは外的要因でしかたがない」として、患者さんをはげましています。

「評価」と「報酬」がポイント

ここからは、行動療法プログラムで、体重減少と血糖値のコントロールに成功した患者さんのケースを紹介します。

Aさんは29歳男性、コンピューター関係の会社に勤務する、とても忙しい方でした。身長180cm、体重102kg、BMI31・4と高度肥満で、血糖値も過去1～2

カ月の平均値はＨｂＡ１ｃ９・９％と芳《かんば》しくありません。

会社の健康診断で糖尿病を疑われて来院されたのですが、仕事がきつく、帰宅時間も遅いため、ストレスをかなり溜め込んでいたようです。そのため間食が多くなり、何より食べることが趣味という方ですので、肥満するのもしかたがありません。

Ａさんの日常的な摂取カロリー量を計算してみると、ほぼ２５００～３０００㎉でした。そこで、目、心臓、腎臓などに糖尿病の合併症がないことをまず確認し、そのうえで、奥さんも交《まじ》えて今後の治療方針を話し合い、食事は必ず３食とる、１日の摂取カロリーは１６００㎉とする、間食はしない、さらに１日15分以上歩くことをおすすめしました。

食事については、奥さんが責任を持って、パンフレットを参考に調理し、昼は弁当にしました。とにかく、外食は禁止です。

そして、当初は、非アルコール性脂肪性肝炎もあったために飲み薬を選択できず、ただちにインスリン療法を開始しました。その結果、１カ月で体重は98・６kgと、３kg以上の減量に成功。ＨｂＡ１ｃも８・３％に低下、毎日記録している血糖値の測定結果も良好でした。

そこで、「Aさん、すばらしいですよ。この調子で、これまでどおりの食事と運動を続けてください。よくやっていらっしゃいますね」と激励すると、一緒に来院された奥さんも、とても喜ばれていました。

さて、ここが大切なポイントです。

Aさん夫婦は、懸命に体重や血糖管理に取り組んでいます。それを、医師に「評価」されなければ、ご夫婦の気持ちが続かず、リバウンドしやすくなります。

また、これまでの乱れた食生活を改めて、正しい食生活を習慣づけるためには、結果に対する「報酬」も必要です。

体重が多い、減らしたい↓食事と運動をがんばる↓体重が減り、ほめられる、という循環《じゅんかん》を治療をするうえで築《きず》かなければ、「食事療法や運動療法は続かない」と多くの研究があきらかにしています。

行動療法がおよぼす効果

Ａさんの場合、奥さんとご本人のがんばりが続き、２カ月後の体重は94・2kg、ＨbＡ1cは６・７％へ低下しました。

そこで、「報酬」として、薬の量を減らしました。治療が成功しているからこそ、客観的な事実として薬が減る、ということをＡさんに知っていただくことが重要です。

「こんなにすばらしい結果ですから、インスリン注射を半分に減らしましょう」と提案し、Ａさんも同意されました。

この時点でのＡさんの血糖値では、多くの医療機関は、これまでと同量のインスリン投与を継続することでしょう。血糖値を正常に戻さないかぎり、このような報酬は与えられない、と考えるのが常識かもしれません。

ただ、患者さんのがんばりに対する前向きな評価、報酬を医師がもたらさなければ、長期的な治療は困難で、Ａさんも挫折されていたかもしれません。

インスリンの減量に、Ａさんも奥さんも大変満足されたのでしょう、そのまた１カ月後の体重は92・4kgでした。この段階で、体重は10kgの減量です。HbA1cも5・9%と著《いちじる》しく低下しました。

そこで、インスリン注射をやめ、飲み薬に変えました。

これも重要なポイントです。血糖が低下したら、ためらうことなく、患者さんに報酬を次々に与えていくのです。患者さんは、できるだけ早く治りたいと思っているのですから、その気持ちを汲《く》む医療を行ない、体重コントロールや血糖低下につなげるのです。

この段階で、飲み薬に変える医療機関はあまりないと思います。しかし、私は世界ではじめてインスリン離脱《りだつ》療法を成功させており、インスリン注射を中止し、安全に飲み薬に移行させる、という提案が可能でした。

Aさんの顔に安堵《あんど》の色が広がりました。食前のめんどうなインスリン注射から解放されるのですから、ホッとするのも当然です。

初診から4カ月後、Aさんの体重は89・6kg、HbA1cは5・6%と体重、血糖値ともに低下しました。そろそろリバウンドが始まる時期ですが、インスリン注射から逃《のが》れたAさんのがんばろうという気持ちが、長期的に持続できたとすれば、医療として成功です。

そして私は、飲み薬の量を減らしました。つまりAさんは、減薬《げんやく》という報酬を手に入れたのです。これで、Aさんのやる気がますます持続、食事療法・運動療法が習慣化されていったようです。

初診から5カ月後の体重は89・3kg、HbA1cは5・4%と、良い〝成績〟でした。

脳とダイエット

その後も、Aさんの体重、血糖は順調に推移し、飲み薬を減らし続け、7カ月後にはついに、服薬《ふくやく》を中止できました。Aさんにとって、これほどうれしい報酬はないでしょう。

現在、Aさんが薬をやめて1年半が経過しました。その間、3カ月ごとに来院されていますが、最新のデータは体重92・2kg、HbA1c5・6%。若干、リバウンドしていますが、薬は服用せず、食事療法と運動療法だけで、この数字は立派です。お話をうかがうと、食事と運動を苦《く》もなくできるようになったということです。ある習慣を身につけると、脳の基底核《きていかく》という部位に作用して「無意識のまま容易に行動に移せるようになる」といわれています。どうやら、Aさんの脳の基底核も刺激を受けたようです。

ここまで、私の患者さんのエピソードを紹介させていただきましたが、健康な人がダイエットを成功させるための秘訣も同様です。

ダイエットを成功に導《みちび》くのは、糖質制限でも脂質制限でもありません。健康のために良い生活習慣を身につけることに尽きます。Aさんのように、摂取カロリー量を守り、1日15分以上歩くという習慣づけをすることが、ダイエット成功の一番の近道なのです。

おわりに

糖質制限が流行し、糖尿病治療をはじめダイエットにも効果があるとさかんに流布《るふ》されています。私のクリニックでも問い合わせが増えています。そうしたなかで、かかりつけ医としても、栄養についてのきちんとした知識の必要に迫られ、この本を著すことにしました。

糖質制限は、体重を落とすことができたり、血糖に良い効果があったりと、いいことずくめのような論調が目立つなか、長期的に糖質制限を行なうことで、むしろ死亡率が高まったり、心筋梗塞が増えたり、ダイエットにも良い効果がないことが最新の研究であきらかとなりました。

私は、医師がまず、はたすべき役割は患者さんの命を救い、その命をできるだけ長らえさせることと考えます。私は、これを「命中心主義」と呼んでいます。

どのような状況においても、まず命を第一に考え、命を危《あや》うくすることがすこしでもあるような医療は行なわないことが、医師の使命だと思います。この確固たる思いなしに、医療はできません。

医療現場では、つねに生か死か、選択されるところで決断を迫られます。かつて、長らく外来で受診していた患者さんが、救急疾患で、人工呼吸器をつけることになったことがありました。

「本人は、つらいし早く死にたいので、人工呼吸器を外してもらいたいといっている。医者は治るといっているが、気休めだと思って信じていない。家族としても、その意見に同意できるし、本人を見ていると、つらそうで見ていられない」と、非常に強い意思表示があり、担当医に安楽死を頼んでほしいと迫られました。

報道などにある、臨床の相克《そうこく》の場面です。この時、私は一瞬のためらいもなく、断《だん》固《こ》としてこう答えました。

「私は命中心主義であるので、命がすこしでも長らえることには賛成するが、命を短くするかもしれないことには加担できない。むしろ、家族として命がすこしでも長らえるように、ご本人を応援してあげてほしい」

その後、ご家族の献身的な介護が幸いし、人工呼吸器もはずれ、無事退院されました。しばらくして、ご本人が外来に来院された時は感慨深いものがありました。

患者さんは、生きることをあきらめたらだめです。最後の最後まで、患者さんも医師も、生きるために全力を尽くす。これが、真摯《しんし》な医療のありかただと思います。

もしも、糖質制限が生命を短くする可能性が高いものであり、心臓などの血管系にも悪いものだとしたら、私は担当医として、とても患者さんにすすめることはできません。

本書で紹介した最新の医学論文からは、そうしたことが確実に読み取れます。糖質制限は、少なくとも長期的に行なうのはよくない。むしろやめるべきです。そうした意図を、すこしでもこの本から汲み取っていただけたら幸いです。

最後に、佐々木重之さんには、企画の段階から大変お世話になりました。心より、感謝の意を表《ひょう》します。

参考文献

『糖尿病がどんどんよくなる糖質制限食』　江部康二著　ナツメ社
『糖質制限食のススメ』　山田悟著　東洋経済新報社
『「地中海式和食」のすすめ』　松生恒夫著　講談社＋α新書
『肥満遺伝子――やせるために知っておくべきこと』　白澤卓二著　祥伝社新書
『インスリン注射も食事制限もいらない糖尿病最新療法』　岡本卓著　角川SSC新書
『薬が減らせて、血糖値にもしばられない糖尿病最新療法2』　岡本卓著　角川SSC新書

web資料

「同友会メディカルニュース」　同友会グループ
http://www.do-yukai.com/medical/
「オリーブオイルの基礎知識」　STRADA BIANCA
http://members3.jcom.home.ne.jp/victor441/oliva/

切りとり線

★読者のみなさまにお願い

この本をお読みになって、どんな感想をお持ちでしょうか。祥伝社のホームページから書評をお送りいただけたら、ありがたく存じます。今後の企画の参考にさせていただきます。また、次ページの原稿用紙を切り取り、左記まで郵送していただいても結構です。

お寄せいただいた書評は、ご了解のうえ新聞・雑誌などを通じて紹介させていただくこともあります。採用の場合は、特製図書カードを差しあげます。

なお、ご記入いただいたお名前、ご住所、ご連絡先等は、書評紹介の事前了解、謝礼のお届け以外の目的で利用することはありません。また、それらの情報を6カ月を越えて保管することもありません。

〒101―8701（お手紙は郵便番号だけで届きます）
祥伝社新書編集部
電話03（3265）2310
祥伝社ホームページ　http://www.shodensha.co.jp/bookreview/

★本書の購買動機（新聞名か雑誌名、あるいは○をつけてください）

＿＿＿＿新聞の広告を見て	＿＿＿＿誌の広告を見て	＿＿＿＿新聞の書評を見て	＿＿＿＿誌の書評を見て	書店で見かけて	知人のすすめで

★100字書評……本当は怖い「糖質制限」

名前

住所

年齢

職業

岡本 卓　おかもと・たかし

愛し野内科クリニック院長、医学博士。1960年、京都府生まれ。1985年、東京大学医学部卒業。東京大学医学部附属病院、東京大学医学部第四内科助手、ハーバード大学医学部博士研究員、クリーブランドクリニック財団ラーナー研究所助教授、オハイオ州立大学助教授、理化学研究所脳科学研究センターチームリーダーなどを経て2009年、愛し野内科クリニックを開院。著書に『インスリン注射も食事制限もいらない糖尿病最新療法』『薬が減らせて、血糖値にもしばられない糖尿病最新療法２』などがある。

本当《ほんとう》は怖《こわ》い「糖質制限《とうしつせいげん》」

岡本《おかもと》 卓《たかし》

2013年6月10日　初版第1刷発行
2016年4月5日　第3刷発行

発行者……………辻 浩明
発行所……………祥伝社しょうでんしゃ
〒101-8701　東京都千代田区神田神保町3-3
電話　03(3265)2081(販売部)
電話　03(3265)2310(編集部)
電話　03(3265)3622(業務部)
ホームページ　http://www.shodensha.co.jp/

装丁者……………盛川和洋
印刷所……………萩原印刷
製本所……………ナショナル製本

Printed in Japan　ISBN978-4-396-11319-3　C0247

〈祥伝社新書〉
医学・健康の最新情報を読む!

190
発達障害に気づかない大人たち
ADHD・アスペルガー症候群・学習障害……全部まとめてこれ1冊でわかる!

福島学院大学大学院教授
星野仁《よし》彦《ひこ》

237
発達障害に気づかない大人たち〈職場編〉
職場にいる「困った社員」。実は発達障害かもしれない

福島学院大学大学院教授
星野仁彦

304
「医療否定」は患者にとって幸せか
「がんは治療しないほうがいい」など「医療悪玉説」への反論!

医師
村田幸《ゆき》生《お》

307
肥満遺伝子
やせるために知っておくべきこと

太る人、太らない人を分けるものとは? 肥満の新常識!

順天堂大学大学院教授
白澤卓二

314
「酵素」の謎
なぜ病気を防ぎ、寿命を延ばすのか

人間の寿命は、体内酵素の量で決まる。酵素栄養学の第一人者がやさしく説く!

医師
鶴見隆《たか》史《ふみ》